Sabine George | Katharina Pichler |
Edith-Wagner-Sonntag | Frauke Schroeteler |
Kerstin Ziegler | Andres Ceballos-Baumann

Was tun bei Parkinson?

Ein Ratgeber für Betroffene und Angehörige

RATGEBER

für Angehörige, Betroffene und Fachleute

Herausgeber

DEUTSCHER VERBAND DER
ERGOTHERAPEUTEN E. V.

Sabine George | Katharina Pichler |
Edith-Wagner-Sonntag | Frauke Schroeteler |
Kerstin Ziegler | Andres Ceballos-Baumann

Was tun bei Parkinson?

Ein Ratgeber für
Betroffene und Angehörige

 Das Gesundheitsforum Schulz-Kirchner Verlag

Bibliografische Information der Deutschen Nationalbibliothek
Die Deutsche Nationalbibliothek verzeichnet diese Publikation in der Deutschen Nationalbibliografie; detaillierte bibliografische Daten sind im Internet über http://dnb.d-nb.de abrufbar.

Besuchen Sie uns im Internet: www.schulz-kirchner.de

2., vollständig überarbeitete Auflage 2013
1. Auflage 2007
ISBN 978-3-8248-0513-6
eISBN 978-3-8248-0728-4
Alle Rechte vorbehalten
© Schulz-Kirchner Verlag GmbH, 2013
Mollweg 2, D-65510 Idstein
Vertretungsberechtigte Geschäftsführer:
Dr. Ullrich Schulz-Kirchner, Nicole Haberkamm
Umschlagfoto: S.G.S./pixelio.de
Fachlektorat: Reinhild Ferber
Lektorat: Doris Zimmermann
Umschlagentwurf und Layout: Petra Jeck/Susanne Koch
Druck und Bindung: TZ-Verlag & Print GmbH, Bruchwiesenweg 19, 64380 Roßdorf
Printed in Germany

| Inhaltsverzeichnis

| Vorwort zur Reihe

Die „Ratgeber für Angehörige, Betroffene und Fachleute" vermitteln kurz und prägnant grundlegende Kenntnisse auf wissenschaftlicher Basis und geben Hilfestellung zu ausgewählten Themen aus den Bereichen Ergotherapie, Sprachtherapie und Medizin. Die Autorinnen und Autoren dieser Reihe sind ausgewiesene Fachleute, die seit vielen Jahren als Therapeuten in der Behandlung und Beratung und/oder als Dozenten in der Aus- und Weiterbildung tätig sind. Sie sind jeweils für den Inhalt selbst verantwortlich und stehen Ihnen für Rückfragen gerne zur Verfügung.

In dieser vollständig überarbeiteten Neuauflage von „Was tun bei Parkinson?" haben Sabine George, Katharina Pichler, Edith Wagner-Sonntag, Frauke Schroeteler, Kerstin Ziegler und Prof. Dr. Andres Ceballos-Baumann, die in einer großen Parkinson-Fachklinik arbeiten, ihre Erfahrung in der Arbeit nicht nur mit Betroffenen, sondern auch mit deren Angehörigen zusammengefasst.

In gut nachvollziehbarer Form wird ein Überblick über die Hintergründe der Parkinson-Erkrankung gegeben, mit einer gründlichen Darstellung der daraus resultierenden Probleme für die Betroffenen. Es folgt eine sorgfältige Übersicht über die Behandlungsmöglichkeiten sowohl aus ärztlicher als auch aus therapeutischer Sicht. Dieser therapeutische Teil bietet konkrete Anregungen auch für das Handeln im Alltag und zeigt auf, bei welchen Schwierigkeiten welche Ansprechpartner gesucht werden sollten. Es folgt eine kurze Übersicht mit wichtigen Kontaktadressen, bei denen weitergehende Informationen eingeholt werden können.

Durch die gut nachvollziehbare Sprache kann das Buch dazu beitragen, die im Behandlungsprozess oft mündlich gegebenen Informationen zu festigen. Es empfiehlt sich daher als gute Ergänzung der Behandlung. Der Behandlungserfolg kann durch die größere Transparenz verbessert werden, die Anregungen zu den therapeutischen Programmen sind alltagsnah und hierdurch auch leicht durchführbar.

Wir hoffen, mit diesem Ratgeber dazu beizutragen, dass der Alltag von Menschen mit Parkinson von weniger Schwierigkeiten geprägt ist und so die Belastungen der Betroffenen selbst und deren Angehörigen verringert werden.

Arnd Longrée
Herausgeber für den DVE

| Einleitung

Schlägt dir die Hoffnung fehl, nie fehle dir das Hoffen!
Ein Tor ist zugetan, doch tausend sind noch offen.
(Friedrich Rückert)

Parkinson kann jeden treffen – etwa 300.000 Menschen in Österreich, Deutschland und der Schweiz haben Schätzungen zufolge diese Krankheit. Sie ist die häufigste fortschreitende Erkrankung des Nervensystems.
Prominente Beispiele – wie Michael J. Fox und Papst Johannes Paul II. – zeigen, wie sich das auf den Alltag auswirken kann. Gleichzeitig machen sie Mut, nicht aufzugeben, sondern sein Leben und seine Ziele aktiv weiterzuführen.
Außerdem wird die Therapie kontinuierlich besser: Nach Einführung der L-DOPA-Therapie in den 1960ern Jahren – ein Meilenstein in der medikamentösen Behandlung – sind inzwischen auch wirksame operative Verfahren für Symptome etabliert, die durch Medikamente nicht ausreichend kontrolliert werden können. Große Fortschritte sind zudem in den Bereichen Ergotherapie, Logopädie (Sprach-/Schlucktherapie) und Physiotherapie – zu verzeichnen: Mit ihrer Hilfe kann man zunehmend effektiver Symptome und Auswirkungen der Erkrankung reduzieren, die man noch bis vor wenigen Jahren für unveränderlich hielt: z.B. die Stimm- und Sprechstörung oder die Sturzgefahr. Von diesen Fortschritten berichten wir im vorliegenden Buch, das sich vor allem an Menschen mit idiopathischem Parkinson-Syndrom und deren Angehörige richtet.
Nach der Lektüre

- kennen Sie Symptome und Verlauf der Parkinson-Krankheit;
- haben Sie einen Überblick über aktuelle Therapieverfahren;
- haben Sie Anregungen, was Sie therapiebegleitend zu Hause tun können, um den Auswirkungen der Erkrankung zu begegnen.

Im abschließenden Kapitel (S. 75) erhalten Sie weiterführende Informationen, zum Beispiel die Adressen von Selbsthilfegruppen. Sollten trotzdem wichtige Fragen offenbleiben, können Sie uns gerne kontaktieren. Wir wünschen Ihnen eine aufschlussreiche Lektüre und viel Erfolg bei der Umsetzung unserer Tipps.

Die AutorInnen

Zur besseren Lesbarkeit werden nur männliche Personenbezeichnungen verwendet.

| Die Parkinson-Krankheit

Übersicht

In diesem Kapitel erhalten Sie Informationen zu Symptomen und Verlauf der Erkrankung sowie zur Entstehung der Symptome. Außerdem werden Erkrankungen benannt, die mit ähnlichen Symptomen einhergehen, aber nicht mit der Parkinson-Krankheit verwechselt werden sollten.

Das idiopathische (ohne erkennbare Ursache) Parkinson-Syndrom (IPS; primäres Parkinson-Syndrom) – im Folgenden kurz als „Parkinson(-Krankheit)" bezeichnet – ist eine der häufigsten fortschreitenden Erkrankungen des Nervensystems in Europa. Meist tritt sie im Alter zwischen 55 und 65 Jahren auf. Das sichtbarste Merkmal der Erkrankung ist eine zunehmende Einschränkung der Mobilität. Daneben kommt es zu weiteren Symptomen.

Diagnose und ähnliche Erkrankungen

Ausschlaggebend für die Diagnose ist das Vorliegen einer „Bewegungsverlangsamung bzw. -armut" (Brady-, Hypo- oder Akinese) und zumindest eines der anderen Leitsymptome (Kardinalsymptome):

- Zittern (Tremor),
- erhöhte Muskelspannung (Rigor/Rigidität) und/oder
- Haltungsinstabilität (posturale Instabilität, d.h. Gleichgewichtsprobleme).

Die **Akinese** (Bewegungsarmut) spricht gut auf die Dopaminersatztherapie mit L-DOPA-Präparaten (Dopaminvorläufersubstanzen) und/oder Dopaminagonisten (Dopaminersatzstoffe) an. Dies hilft bei der Abgrenzung der Parkinson-Krankheit von anderen Erkrankungen, die allerdings weit seltener sind als das IPS:

- **Erbliche (hereditäre) Parkinson-Syndrome** sind sehr selten und werden ähnlich behandelt wie das IPS. Bisher kennt man ungefähr zehn Arten mit jeweils etwas anderen Symptomen.
- **Sekundäre/Symptomatische Parkinson-Syndrome:** Hier entstehen die Symptome durch bekannte äußere Einflüsse, z.B. durch Hirndurchblutungsprobleme, Stoffwechselstörungen oder als Nebenwirkung von Medikamenten. Diese Erkrankungen lassen sich nicht so gut medikamentös behandeln.

- **Atypische Parkinson-Syndrome:** Unter diesem Begriff werden mehrere Krankheitsbilder zusammengefasst, die medikamentös bisher ebenfalls weniger gut behandelbar sind als das idiopathische oder primäre Parkinson-Syndrom und häufig deutlich schneller verlaufen:
  - **Multisystematrophie (MSA).** Diese Krankheit betrifft etwa 10 % aller Menschen mit parkinsonähnlicher Symptomatik.
  - **Progressive Supranukleäre Blickparese (PSP)** bei etwa 4 %. Diese Erkrankung wird auch als Steele-Richardson-Olszewski-Syndrom (SROS) bezeichnet.
  - **Kortikobasale Degeneration (CBD)** bei etwa 1-2 %.
  - **Lewy-Body-Demenz (LBD oder DLB)** bei etwa 1-2 %.

In diesem Ratgeber stellen wir Symptome und Therapiemöglichkeiten des idiopathischen Parkinson-Syndroms dar, da dieses bei Weitem am häufigsten auftritt. Fragen zu den anderen eben genannten Erkrankungen besprechen Sie bitte mit Ihrem Neurologen und Ihren Therapeuten.

Die Symptome der Parkinson-Krankheit

Im Folgenden erfahren Sie zunächst mehr über die Leitsymptome und anschließend über weitere mögliche Symptome, die bei der Parkinson-Krankheit auftreten können, aber nicht auftreten müssen.

Sensomotorische Symptome
- Leitsymptom „Bewegungsarmut/-verlangsamung bzw. Akinese"
Damit Parkinson diagnostiziert werden kann, muss eine Bewegungsarmut bzw. -verlangsamung (Akinese, Brady- bzw. Hypokinese) vorliegen.
In diesem Buch wird „Akinese" als Überbegriff für alle drei Arten der Bewegungsarmut bzw. -verlangsamung verwendet (s. Kasten „Begriffsklärung", S. 11).

Beispiele und Fachausdrücke für häufige Auswirkungen der Akinese
- **Mikrografie** bedeutet, dass die Handschrift kleiner wird als früher (vgl. Abb. 17, S. 64). Das kommt sehr häufig vor.
- **Festination** bezeichnet ein kleinschrittiges und „trippelndes" Gangbild: Man macht kürzere Schritte, die Füße heben kaum vom Boden ab (Vorsicht: Stolpergefahr!), die Ferse setzt nicht mehr so gut auf und die Schritte erfolgen oft sehr schnell hintereinander („Trippeln").

- **Freezing** tritt oft erst später im Krankheitsverlauf auf. Es bedeutet so viel wie „Einfrieren": Man kann zum Beispiel plötzlich nicht mehr weitergehen.
- **Hypomimie:** Die Gesichtsmuskulatur kann die vielfältigen Bewegungen nicht mehr automatisch umsetzen. Deshalb können andere den Gefühlsausdruck oft weniger gut deuten als vor der Erkrankung. Sie halten jemanden vielleicht für traurig oder unbeteiligt, weil sie im Gesicht weniger Gefühle sehen können. Da die Mimik normalerweise automatisch kontrolliert wird – niemand konzentriert sich ständig darauf, welchen Gesichtsausdruck er gerade hat –, bemerken die Betroffenen selbst zunächst oft gar nicht, dass sie weniger Gefühle zeigen als früher. Das kann gerade zu Beginn der Erkrankung zu Missverständnissen führen.

Begriffsklärung

„Kinein" heißt im Griechischen so viel wie „sich bewegen können".

- ▪ „A" bedeutet „nicht": Eine **Akinese** ist demzufolge die Unfähigkeit, sich zu bewegen bzw. Bewegungen gleich beim ersten Anlauf zu beginnen oder rechtzeitig zu stoppen.
- ▪ „Hypo" meint „unter/darunter": **Hypokinese** heißt, dass Bewegungen in ihrem Ausmaß vermindert sind: Man greift zu kurz, wenn man etwas von einem Regal holen möchte, oder man hat Schwierigkeiten bei Arbeiten „über Kopf" (z. B. Gardinen abnehmen, Wäsche aufhängen).
- ▪ „Brady" bedeutet „langsam": **Bradykinese** meint also, dass Bewegungen langsamer sind als gewohnt. Beispiel: Es ist schwierig, eine Gabel schnell genug zu bewegen, um ein Rührei schaumig zu schlagen.

▪ **Leitsymptom „Erhöhte Muskelspannung/Rigor/Rigidität"**

Dieses Problem haben die meisten, aber nicht alle Menschen mit Parkinson. Subjektiv bemerkt man die erhöhte Muskelspannung dadurch, dass man sich steif fühlt, nicht mehr so gut „locker lassen" kann.

▪ **Leitsymptom „Zittern/Tremor"**

Sofern bei Parkinson ein Tremor auftritt, geschieht das meist an den Armen und/ oder Händen. Seltener können auch Kopf, Kiefer, Zunge oder Beine/Füße betroffen sein. Man unterscheidet drei Arten des Tremors:

- **Ruhetremor.** Zittert man, wenn man seinen Arm ruhig liegen oder neben dem Körper hängen hat, spricht man von einem Ruhetremor. Der Ruhetremor lässt nach, wenn man den betroffenen Körperteil bewegt. Er wird oft stärker, wenn man sich auf etwas konzentriert, z. B. beim Rechnen.

- **Haltetremor.** Ein Haltetremor liegt vor, wenn man beispielsweise beim Halten von Gegenständen zittert oder wenn man zu zittern beginnt, sobald man beim Bezahlen die Hand aufhält, um Wechselgeld in Empfang zu nehmen.
- **Aktionstremor.** Der Aktionstremor erscheint immer dann, wenn man gerade etwas tut, also zum Beispiel schreibt oder sein Wechselgeld ins Portemonnaie steckt.

Viele Menschen mit IPS haben nur einen Ruhetremor; andere zittern auch, wenn sie etwas halten oder sich bewegen.
Oft schwankt die Ausprägung des Tremors im Tagesverlauf: Vielleicht bemerkt man ihn kaum, wenn man morgens gut ausgeruht ist. Bei Müdigkeit oder Anspannung – auch, wenn man aufgeregt ist – wird er häufig stärker.

■   **Leitsymptom „Haltungsinstabilität/posturale Instabilität"**
Gleichgewichtsprobleme werden oft erst Jahre nach der Diagnose des IPS relevant. Früher oder später aber betreffen sie jeden Erkrankten. Ursachen können das verspätete Auslösen von Gleichgewichtsreaktionen infolge der Akinese sein, eine sinkende „Flexibilität" der Muskulatur oder auch eine Verringerung der Kraft von Muskeln, die für den Erhalt des Gleichgewichts notwendig sind. Die wichtigste Auswirkung der posturalen Instabilität ist eine erhöhte Sturzgefahr (s. S. 70f).

Andere mögliche sensomotorische Auswirkungen
Regelmäßig kommt es im Krankheitsverlauf zu einer zunehmend gebeugten Körperhaltung (Details und seltene Fehlhaltungen von Kopf und Oberkörper s. S. 60f) und zur Verkürzung von Muskeln, Bändern und Sehnen. Schwieriger werden vor allem Bewegungen in die „Streckung": beispielsweise sich aufrecht hinzusetzen oder mit den Armen nach oben zu greifen. Auch eine reduzierte Muskelkraft und Schmerzen können auftreten. Sehr selten werden Kribbeln oder Taubheitsgefühl sowie Beeinträchtigungen beim Spüren beobachtet. Im Krankheitsverlauf verändern sich meist auch Stimme und Sprechen (s. S. 34ff). Schluckstörungen treten bei bis zu 50 % der Erkrankten auf (s. S. 47ff).

Vegetative Symptome (nicht-motorische Symptome)
Vegetative Symptome betreffen innere Körperfunktionen, die vom vegetativen Nervensystem – also unbewusst – gesteuert werden: beispielsweise Wärmeregulation, Kreislauf und Verdauung.

Häufig sind **Verstopfung (Obstipation), Harndrang,** vermehrtes Schwitzen (vor allem nachts) und gesteigerte oder verminderte **Schweiß- und Talgsekretion.** Eine bekannte Auswirkung der gesteigerten Talgsekretion ist das sogenannte „Salbengesicht" (Seborrhö): Die Drüsen im Gesicht sondern so viel Talg ab, dass das Gesicht wirkt wie frisch eingecremt.

Vor allem bei körperlicher Belastung oder bei schnellem Aufstehen kann **Schwindel** auftreten, weil der Blutdruck plötzlich abfällt. Der Fachbegriff für dieses Symptom ist „orthostatische Dysregulation" oder **„Orthostase".**

Die Erkrankung kann auch zu einem **Nachlassen der sexuellen Lust** und bei Männern zu Beeinträchtigungen der Erektion führen. Bestimmte Medikamente können die Libido erheblich steigern. Dann spricht man von Hypersexualismus, der sehr belastend für eine Paarbeziehung sein kann (s. Impulskontrollstörung, S. 27).

Bei 70 % kommt es im Krankheitsverlauf zu **Schlafstörungen.** Da Anti-Parkinson-Medikamente zusätzlich eine Schlaf fördernde Wirkung haben, fühlen sich Menschen mit Parkinson tagsüber oft **müde** und **weniger belastbar.**

Psychische Symptome

Depressionen sind die häufigsten psychischen Störungen bei Parkinson. Sie betreffen etwa 40 % der Erkrankten und äußern sich in einem länger anhaltenden Gefühl von Traurigkeit und Hoffnungslosigkeit. Die Betroffenen haben weniger Selbstbewusstsein, Selbstwertgefühl und „Tatendrang" als zuvor und meiden oft Kontakte zu anderen. Auch **Angststörungen** treten bei ca. 40 % der Menschen mit IPS auf, häufig in Kombination mit Depressionen (bei ca. 20 %).[1] Depressionen sind i. d. R. sehr gut behandelbar, sodass Sie nicht zögern sollten, Ihrem Arzt davon zu berichten.

Manchmal führt die Erkrankung auch zu **Schwierigkeiten beim Sehen:** etwa zu einer Verlangsamung der Blickbewegungen, zu Problemen bei der Wahrnehmung von Kontrasten (z. B. hell – dunkel, rund – eckig) oder dazu, dass man von hellem Licht sehr schnell geblendet wird.

Die Krankheit kann im Verlauf auch zu einer **Demenz** führen. „Demenz" ist allerdings nicht mit „Alzheimer" gleichzusetzen: Bei einer Demenz infolge des IPS ste-

---

1 Lemke M, Ceballos-Baumann A. Depression bei Morbus Parkinson. Deutsches Ärzteblatt 2002; 99: A2625-A2631

hen weniger Gedächtnisprobleme im Vordergrund, sondern eine Verlangsamung beim Denken (Bradyphrenie) – die früher fälschlicherweise allen Menschen mit Parkinson zugeschrieben wurde – sowie Schwierigkeiten, sich auf neue Anforderungen einzustellen, zu planen und Probleme zu lösen (z. B. etwas anderes zu kochen, als man ursprünglich geplant hatte, wenn man bemerkt, dass eine Zutat für das geplante Gericht fehlt). Schwierigkeiten mit dem Lernen und Gedächtnis können ebenfalls auftreten, stehen aber nicht im Vordergrund.

➲ Tipp

In geringerem Ausmaß können diese Schwierigkeiten auch Menschen mit Parkinson betreffen, die NICHT an einer Demenz leiden. Bemerkt man bei sich oder seinem Angehörigen Veränderungen der geistigen Fähigkeiten, sollte man daher keine voreiligen Schlüsse ziehen. Besser ist es, in Ruhe von einem (Neuro-)Psychologen testen zu lassen, was genau die Schwierigkeiten sind. Im Anschluss kann man sich ein individuelles Übungsprogramm erstellen lassen – auch kognitive Fähigkeiten kann man trainieren. In der Ergotherapie kann man sich Anregungen holen und ausprobieren, wie man solchen Einschränkungen in Alltag, Freizeit und Beruf vorbeugen bzw. sie durch einfache Umstrukturierung von Tätigkeiten, der Wohnung oder des Arbeitsplatzes kompensieren kann.

Ob und welche weiteren psychischen Symptome die Parkinson-Krankheit hervorrufen kann, ist noch nicht ausreichend erforscht. Diskutiert werden vor allem Aufmerksamkeitsstörungen (Schwierigkeiten, sich zu konzentrieren) und Einschränkungen der visuellen Wahrnehmung (z. B. Probleme, rechts und links zu unterscheiden).

Probleme in der Langzeittherapie

Die meisten Symptome der Parkinson-Krankheit sind durch Medikamente gut behandelbar (vgl. S. 18ff). Vor allem in den ersten Jahren der Erkrankung kann man sein Leben daher fast wie gewohnt weiterführen. Allerdings lässt die Wirkung von dopaminergen Medikamenten (s. S. 20ff) mit der Zeit nach, und die Erkrankung schreitet fort. Drei bis fünf Jahre nach Beginn der Therapie treten sogenannte „Wearing-off-" oder „End-of-dose-Akinesen" auf: Die Wirkdauer einzelner L-DOPA-Einnahmen verkürzt sich. Gegen Ende der Wirkungszeit einer Tablette wird man unbeweglicher – so lange, bis man die nächste Tablette eingenommen hat und diese zu wirken beginnt. Diese Phasen treten meist am frühen Morgen und/oder am Nachmittag auf.

Wechseln sich Phasen guter Beweglichkeit („On") mit solchen schlechter Beweglichkeit („Off") mehrmals am Tag ab, spricht man von einem **On–Off–Phänomen.** Off-Phasen können auch die Stimmung negativ beeinflussen: Man fühlt sich müde und niedergeschlagen, möchte einfach nur seine Ruhe haben. Die Dauer von Off-Phasen kann sehr unterschiedlich sein: Sie reichen von einer Viertelstunde bis hin zu Stunden.

➲ Tipp

Viele Betroffene empfinden es als angenehm, sich für die Off-Phasen einen Raum einzurichten, in den sie sich zurückziehen können.

Während man bei End-of-dose-Akinesen meist in etwa vorhersehen kann, wann sie beginnen (nämlich immer eine gewisse Zeit, bevor man die nächste Tablette einnehmen muss), können Off-Phasen unerwartet auftreten. Daher unterscheidet man auch **vorhersehbare** von **nicht vorhersehbaren Wirkungsschwankungen (Fluktuationen** in der Wirksamkeit der Medikamente). Das On-Off-Phänomen bzw. die Wirkungsschwankungen der Parkinson-Medikation können sich in anderen schwankenden Symptomen äußern wie Tremor (Zittern), Schmerzen, Missempfindungen, Panik, Schwindel und Schwitzen.

Weitere Probleme in der Langzeittherapie, wie **Dyskinesien** und **Off–Dystonien,** werden auf S. 21f besprochen.

Der Verlauf der Erkrankung

Die ersten Symptome zeigen sich meist im Alter zwischen 50 und 60 Jahren, seltener schon vor dem 40. Lebensjahr (sog. **juveniler Parkinson** oder **Young-Onset-Parkinson**).

➲ Tipp

Jüngere Menschen haben zum Teil andere Interessen und auch andere Probleme mit der Erkrankung als ältere: zum Beispiel im Berufsleben oder bei der Betreuung eigener kleiner Kinder. Deshalb gibt es eine eigene Abteilung der Deutschen Parkinson-Vereinigung (dPV), wo sich Menschen treffen und austauschen, bei denen die Erkrankung schon in jungen Jahren aufgetreten ist: die **„JuPa (Junge Parkinsonkranke)"** (Adresse s. S. 75).

Im Lauf der Jahre verstärken sich die Symptome, denn die Krankheit verläuft „langsam-progredient", also langsam fortschreitend. Durch Medikamente kann man inzwischen aber viele Symptome deutlich verbessern, zum Teil sogar vollständig unterdrücken.

Ein wesentliches Kennzeichen der Erkrankung ist, dass Beweglichkeit und Mobilität zunehmend nachlassen. Die Wissenschaftler Hoehn und Yahr[2] haben den Verlauf der Parkinson-Krankheit entsprechend in fünf Stadien unterteilt. Diese **Hoehn- und Yahr-Stadien** zeigen, auf welche Einschränkungen der Mobilität Sie sich im Krankheitsverlauf einstellen müssen:

- **Stadium 1: Einseitige Erkrankung:** Üblicherweise beginnen die motorischen Symptome auf einer Körperseite, d. h., man zittert auf einer Seite oder hat das Gefühl, ein Arm oder ein Bein „gehorcht" nicht mehr richtig. Manchmal fühlt man sich auch einfach nur über längere Zeit sehr verspannt in Schultern und Nacken, oder ein Arm kommt einem irgendwie steif vor (eine Auflistung möglicher Frühsymptome erhält man z. B. auf der dPV-Homepage; s. S. 75).
- **Stadium 2: Beidseitige Erkrankung ohne Gleichgewichtsstörung:** Später breiten sich die Symptome auch auf die andere Körperseite aus. Oft kommt es in dieser Phase erstmals zu Schwankungen in der Wirksamkeit der Medikamente.
- **Stadium 3: Leichte bis mäßige beidseitige Erkrankung mit leichter Haltungsinstabilität:** Die Symptome werden stärker. Gleichgewichtsreaktionen nehmen ab. Man reagiert z. B. langsamer, wenn man stolpert oder geschubst wird.
- **Stadium 4: Starke Behinderung; Gehen und Stehen aber alleine möglich:** Man braucht mehr Zeit für alle Tätigkeiten und Hilfe ist sinnvoll und wichtig (z. B. im Haushalt, beim Einkaufen). Das Gehen wird schwieriger.
- **Stadium 5: Ohne Hilfe auf den Rollstuhl angewiesen oder bettlägerig:** Man braucht Hilfe, um aufzustehen oder zu gehen.

Wie lange es dauert, bis die Erkrankung von einem ins nächste Stadium fortschreitet, ist individuell sehr unterschiedlich. Im Durchschnitt dauert es nach Ausbruch der ersten Symptome etwa 20 Jahre, bevor man das Stadium 5 (auf einen Rollstuhl angewiesen) erreicht.

---

2 Hoehn M, Yahr M. Parkinsonism: onset, progression and mortality. Neurology 1967; 17(5):427–442

Die Ursachen der Parkinson-Krankheit und ihrer Symptome

Die Symptome der Parkinson-Krankheit sind darauf zurückzuführen, dass an verschiedenen Stellen des Gehirns Nervenzellen durch Bindegewebe ersetzt werden. Am schlimmsten betroffen ist ein Teil der Basalganglien (Stammganglien), die sogenannte „Schwarze Substanz" bzw. „Substantia nigra".

Die Nervenzellen in der Schwarzen Substanz produzieren einen chemischen Botenstoff namens **Dopamin**. Das Dopamin ist sehr wichtig für die Übertragung von Bewegungsimpulsen. Zusammen mit anderen Botenstoffen sorgt es dafür, dass man sich genau so viel oder so wenig bewegt wie beabsichtigt. Durch den Dopaminmangel entsteht ein Ungleichgewicht der Botenstoffe im Gehirn. Das Ergebnis sind die oben beschriebenen Symptome.

Weshalb manche Menschen an Parkinson erkranken und andere nicht, ist noch nicht endgültig geklärt. Die Erkrankung ist nicht ansteckend. Außerdem wird sie **nicht direkt vererbt.** Das heißt, die Kinder von Betroffenen haben kein deutlich höheres Risiko zu erkranken als andere.

Trotzdem könnte eine Anfälligkeit für die Erkrankung genetisch bedingt sein: Bestimmte Stellen von Genen könnten verändert sein und jemanden anfälliger machen für schädliche Umwelteinflüsse (diskutiert werden z. B. Pestizide). Das würde bedeuten: Jemand bekommt nur dann Parkinson, wenn er eine solche genetische Veränderung hat und über längere Zeit schädlichen Umwelteinflüssen ausgesetzt ist. Da dieser Mechanismus allerdings noch nicht ausreichend erforscht ist, hat man noch keine Anhaltspunkte, wie sich die Erkrankung verhindern ließe. Auch kann man Parkinson bisher nicht ursächlich heilen. Durch die Therapie kann man aber zunehmend besser die Symptome und die Auswirkungen der Erkrankung verbessern.

| Überblick über Therapiemethoden

Übersicht

Dieses Kapitel ist in drei große Teile gegliedert:
- Medikamentöse Therapie, Medikamentenpumpen und tiefe Hirnstimulation
- Psychotherapie
- Heilmittel (Ergotherapie, Physiotherapie und Logopädie bzw. Sprach-/Schluck-therapie)

Medikamentöse Therapie, Medikamentenpumpen und tiefe Hirnstimulation

Die moderne Anti-Parkinson-Therapie hat Lebensqualität und Lebenserwartung der Betroffenen wesentlich verändert. Gleichzeitig hat sie neue Probleme, etwa jene der Wirkungsschwankungen der Medikamente, geschaffen. Das richtige Ausschöpfen der vielseitigen Möglichkeiten der Parkinson-Therapie mit Medikamenten, aktivierenden Therapien und neurochirurgischen Verfahren erfordert daher eine zunehmende Spezialisierung.

➲ Tipp

Achten Sie bei der Auswahl Ihres Neurologen darauf, ob er auf die Therapie von Parkinson-Syndromen spezialisiert ist.

Behandlungsmöglichkeiten der Parkinson-Syndrome werden von Jahr zu Jahr komplexer. Aufwendige Verfahren wie die tiefe Hirnstimulation und Medikamentenpumpen haben sich etabliert. Die wirksamsten Parkinson-Medikamente sind die **L-DOPA-Präparate.** Dabei ist die hirngängige **Dopaminvorläufersubstanz L-DOPA** (= Levodopa) immer mit einem Abbauhemmer kombiniert, entweder Carbidopa oder Benserazid. L-DOPA wurde in den 1960er- bis -70er Jahren in die Parkinson-Therapie eingeführt und ist in Kombination mit Carbidopa und Benserazid in der Zwischenzeit mit einer kaum mehr überschaubaren Anzahl an Handelspräparaten zugelassen (Madopar®, Nacom®/Sinemet® und viele Generika). Um das Jahr 2005 kam zudem eine spezielle Zubereitung eines L-DOPA/Carbidopa-Gels auf den Markt. Über eine tragbare kleine Pumpe kann diese Zubereitung gleichmäßig über ein Schläuchlein durch die Bauchdecke in den Dünndarm verabreicht werden.

Neben dem L-DOPA stehen mehrere Dopaminagonisten (Dopaminnachahmerstoffe) für alle Stadien der Parkinson-Krankheit als **Dopaminersatzstoffe** zur Verfügung, davon einer, das Rotigotin (Neupro®, Leganto®) als Pflastermedikament. Ein weiterer Dopaminagonist – das Apomorphin – kommt zwar dem L-DOPA in seinem günstigen Wirkprofil am nächsten, kann aber bisher nur als Spritze unter die Haut – ähnlich wie Insulin bei den Diabetikern – und über eine Minipumpe eingesetzt werden.

Außerdem sind in Europa speziell für Parkinson-Therapie zugelassen: MAO-B-Hemmer (Monoaminooxidase-Typ B-Hemmer), das Selegelin (Movergan® und viele Generika) und das Rasagilin (Azilect®), die COMT-Hemmer (Catechol-O-Methyl-Transferase-Hemmer) Entacapon (mit L-DOPA in Stalevo®, alleine in Comtess®/Comtan®) und Tolcapon (Tasmar®), Amantadin-Salze (PK-Merz® und viele Generika), Budipin (Parkinsan®). Für spezielle Probleme im Verlauf der Parkinson-Krankheit sind außerdem Clozapin (Leponex® und Generika) und Rivastigmin (Exelon®) einsetzbar. Darüber hinaus werden viele Präparate in der Parkinson-Therapie eingesetzt, die nicht speziell bei Parkinson zugelassen sind, wie beispielsweise Medikamente bei der Parkinson-Depression, beim starken Harndrang oder beim Speicheln. Nicht zugelassene Medikamente ("off-Label") zu verwenden, passiert allerdings häufig in der Medizin, so sind in der Kinderheilkunde die wenigsten Medikamente zugelassen.

Die Aufgabe ist es, für jeden Patienten eine individualisierte, "maßgeschneiderte" Therapie zu entwerfen, mit nicht-medikamentösen Inhalten wie Physiotherapie, Ergotherapie und Logopädie/Sprachtherapie im Zusammenspiel mit einem fein abgestimmten Medikamentenplan als Grundpfeiler. Gegebenenfalls können aufwendige Therapieformen wie die tiefe Hirnstimulation oder Medikamentenpumpen angezeigt sein. Immer wieder muss die Behandlung dem individuellen Krankheitsverlauf und den subjektiven Bedürfnissen des einzelnen Patienten angepasst werden. Nicht selten stellt sich heraus, dass bei Medikamenten "weniger mehr ist". Besonders bei älteren Patienten können sich gerade "Cocktails" (d. h. viele verschiedene Substanzen) von Parkinson-Medikamenten negativ auswirken. Die medikamentöse Therapie macht viele Betroffene zumindest in den ersten Jahren der Krankheit praktisch symptomfrei. Allerdings kommt es im späteren Verlauf der Erkrankung trotz aufwendiger Entwicklungen wie der tiefen Hirnstimulation (s. u.) und Medikamentenpumpen zu Problemen, die der Ergotherapie, Physiotherapie und Sprachtherapie/Logopädie bedürfen. Dies gilt insbesondere für Symptome, die auf Medikamente nicht ansprechen, wie motorische Blockaden beim Gehen oder Aufstehen („Freezing"), Gleichgewichtsstörungen, Sturz-neigung, Sprech- und Schluckstörungen.

Basis der Arzneimitteltherapie bei Parkinson ist der Ersatz des Botenstoffes Do-pamin. Die Dopaminersatztherapie erfolgt durch die Einnahme der Dopaminvor-läufersubstanz L-DOPA und von Dopaminnachahmern, den sogenannten Dopa-minagonisten. Ferner sind weitere Medikamente im Einsatz, die anderen Medi-kamentengruppen zugeordnet werden.

Medikamente, die über das Dopaminsystem wirken

▶ L-DOPA in fixer Kombination mit einem Dekarboxylase-Hemmer (im Weiteren L-DOPA-Präparate genannt)

Wirkungsweise: Der bei Parkinson im Gehirn mangelnde Neurotransmitter (Bo-tenstoff) Dopamin kann nicht die Bluthirnschranke überqueren und würde au-ßerhalb des Hirns viele Nebenwirkungen entfalten. Deshalb wird zur medika-mentösen Therapie L-DOPA eingesetzt, die unmittelbare Vorstufe des Dopamins. L-DOPA ist hirnschrankengängig und wird im Hirn dann zu Dopamin verstoff-wechselt. L-DOPA wird immer in Kombination mit einem sogenannten Dekarbo-xylase-Hemmer (Benserazid, Carbidopa) verabreicht, der die Umwandlung von L-DOPA zu Dopamin außerhalb des Hirns hemmt. L-DOPA ist vergleichbar mit dem Insulin für Diabetiker.

Die kurze Halbwertszeit von L-DOPA erfordert mit Fortschreiten der Erkrankung eine zunehmende Dosierungsfrequenz, d.h., je nach Wirkdauer müssen alle drei bis vier Stunden Tabletten eingenommen werden. Aus diesem Grund sind L-DOPA-Präparate mit langsamer Wirkstofffreisetzung (sogenannte **Retard- bzw. De-pot-Präparate**) entwickelt worden. Die Aufnahme durch den Körper beträgt nur etwa 50-70% derjenigen der Standardpräparate, sodass für gleichartige thera-peutische Effekte höhere Tagesdosen erforderlich sind. Retardpräparate können insbesondere bei Betroffenen mit nächtlicher und frühmorgendlicher Akinese (Schwierigkeiten, sich im Bett umzudrehen, nächtliche Krämpfe) versucht wer-den.

Da Patienten häufig den subjektiven Verlust des unmittelbaren L-DOPA-Effekts beklagen (weil die Spiegel im Blut nicht so schnell ansteigen), kann man auf die Standardpräparate allerdings nicht verzichten.

Handelspräparate: Beispiele für die im deutschsprachigen Raum zugelassenen Kombinationspräparate zeigt Tabelle 1.

Tab. 1: Kombinationspräparate aus L-DOPA und einem peripher wirksamen Dekarboxylase-Hemmer, bzw. plus zusätzlich einem COMT-Hemmer

L-DOPA/Benserazid (im Verhältnis 4:1)
■ Madopar®, Levopar®, PK-Levo®-Tabletten, Restex®-Retardkapseln, -tabletten ■ Als Kapsel mit langsamer Wirkstofffreisetzung: Madopar® Depot ■ Als schnell anflutende Zubereitung in Form wasserlöslicher Tabletten: Österreich, Schweiz: Madopar®-LIQ; Deutschland: Madopar® LT
L-DOPA/Carbidopa (im Verhältnis 4:1 bzw. 10:1)
■ Nacom® (= in Österreich und Schweiz Sinemet®), dopadura® C, isicom®, Levobeta® C, Levo-C AL, Levocarb-GRY®, Levocarb-TEVA®, Levocomp®, Levodopa-Carbi-AZU ■ Levodopa comp. C STADA®, levodopa comp. von ct ■ Levodopa-ratiopharm® comp. ■ Levodop-neuraxpharm, Striaton®, Tremopar®
L-DOPA/Carbidopa (im Verhältnis 4:1) und 200 mg Entacapon
■ Stalevo® in 7 verschiedenen Wirkstärken

Indikation: Die Ersatztherapie mit L-DOPA ist bis heute die bestwirksame Behandlungsform des IPS in allen Krankheitsstadien. Daher besteht bei deutlicher Symptomatik grundsätzlich eine Indikation für die L-DOPA-Therapie. Eine anfängliche Therapie mit Dopaminagonisten bei akzeptabler Wirksamkeit und Verträglichkeit sowie der Einsatz vor weniger potenten Parkinson-Mitteln wie MAO-B-Hemmern oder Amantadinen sind die Alternative.

Unerwünschte Wirkungen: In den ersten Tagen der Einnahme von L-DOPA-Präparaten kann es zu sogenannten **dopaminergen Nebenwirkungen** (Übelkeit, Erbrechen, Schwindel und Hypotonie, d. h. Blutdruckabfall) kommen, ähnlich wie bei den Dopaminagonisten (s. S. 27), jedoch nicht so ausgeprägt. Diese seltenen Unverträglichkeitserscheinungen vergehen in der Regel, wenn der Körper sich an das Präparat gewöhnt hat. Ggf. kann Domperidon (z. B. Motilium® und Generika) gegen die Übelkeit eingesetzt werden, **nicht** jedoch Metoclopramid (z. B. Paspertin® und Generika).
Von besonderer Bedeutung ist das sogenannte „L-DOPA-Langzeitsyndrom". Dabei handelt es sich in erster Linie um mit der L-DOPA-Einnahme verbundene Schwankungen in der Ausprägung der Symptomkontrolle. Am augenfälligsten sind hier für den nicht Betroffenen die motorischen Symptome, d. h. die Bradykinese (Bewegungsverlangsamung) und der Tremor (Zittern): Die einzelnen L-DOPA-Einnahmen mindern diese nicht mehr so verlässlich – die Wirkdauer wird kürzer, und gegen Ende der Wirkdauer kommt es zu einem **Nachlassen der Beweglichkeit** (sogenannte **End-of-dose-Akinese** oder **Wearing-off-Phänomen**). Man spricht auch vom „Off", wenn die Medikamente nicht gut wirken, und vom

„On", wenn eine zufriedenstellende Symptomkontrolle erreicht wird. Wirkungs-schwankungen der L-DOPA-Therapie werden entsprechend auch als **„On–Off-Schwankungen"** oder **„On–Off-Phänomen"** bezeichnet.

Nimmt man wieder eine Dosis ein, kann es andererseits zu **Überbewegungen (Dyskinesien)** kommen, die aber in der Regel von den Betroffenen nicht so nega-tiv erlebt werden wie Off-Phasen oder Phasen von schlechter Beweglichkeit, die viel beeinträchtigender für die Selbstständigkeit sind. Es sind eher die Angehöri-gen, die Probleme mit der Bewegungsunruhe haben. Sie beklagen beispielsweise die „Zappeligkeit" des Partners.

L-DOPA-induzierte Überbewegungen treten am häufigsten zu Zeiten des klini-schen Wirkmaximums jeder Einzeldosis auf und können von leichter, zumeist einseitig betonter Bewegungsunruhe der Extremitäten bis zu erschöpfenden, heftigen und bizarren beidseitigen Dyskinesien führen. Zusätzlich entwickelt etwa ein Drittel der Betroffenen schmerzhafte **Verkrampfungen (Dystonien)**, insbesondere einseitige Zehen-, Fuß- und Wadenkrämpfe. Sie treten vor allem in der zweiten Nachthälfte bzw. in den frühen Morgenstunden nach dem einnah-mefreien Intervall der Nacht auf (sog. Off-Phasen-Dystonie).

➲ Tipps für die Einnahme von L–DOPA-Präparaten

L-DOPA ist ein Eiweißbaustein (Aminosäure), der in besonders hoher Konzen-tration auch in Bohnen vorkommt. Zusammen mit anderen Aminosäuren wird L-DOPA im Dünndarm vom Körper aufgenommen. Eiweiße in der Nahrung (z.B. in Eiern, Milch, Fleisch, Fisch) behindern diese Aufnahme von L-DOPA. Daher können eiweißreiche Mahlzeiten dazu führen, dass sich die Beweglich-keit trotz Medikamenteneinnahme nicht ausreichend verbessert.

➲ Tipps zur Ernährung

Bei der Parkinson-Krankheit ist die mediterrane Kost mit leicht verdaulichen (z.B. Pasta) und ballaststoffreichen (z.B. Gemüse) Speisen ideal. Eiweißreiche Kost wie Eier, Fisch und Fleisch sollten Sie erst am Abend zu sich nehmen, um tagsüber die Wirkung des L-DOPA nicht zu behindern.

▶ **COMT-Hemmer: Catechol-O-Methyl-Transferase-Hemmer:**
Entacapon, Tolcapon

Wirkungsweise: Mit den Substanzen Benserazid und Carbidopa wird der erste
Abbauweg des L-DOPA außerhalb des Hirns gehemmt: die Dekarboxylase. Analog
beruht die COMT-Hemmung auf der Hemmung des zweiten wichtigen Abbauwe-
ges durch die Catechol-O-Methyl-Transferase (COMT).

Während Benserazid oder Carbidopa in allen L-DOPA-Präparaten enthalten ist,
werden COMT-Hemmer zusätzlich verschrieben oder finden sich als Entacapon
in einer Dreier-Kombination mit L-DOPA und Carbidopa in einem Handelspräparat namens Stalevo®.

Die COMT-Hemmung führt zu länger anhaltenden L-DOPA-Blutspiegeln. So kann
die Wirkdauer einzelner L-DOPA-Einnahmen („On-Phasen") verlängert und entsprechend die Dauer von Phasen schlechter Beweglichkeit („Off-Phasen") verkürzt werden. Man kann die COMT-Hemmer mit einem Turbo-Lader für L-DOPA
vergleichen.

Indikationen: Aufgrund des Wirkmechanismus („Turbo-Lader für L-DOPA") ist
ein Einsatz nur bei Menschen sinnvoll, bei denen eine Wirkung von L-DOPA eindeutig vorhanden ist.

Handelspräparate: Entacapon ist in Österreich als Comtan® erhältlich, in
Deutschland als Comtess® und mit L-DOPA und Carbidopa in Stalevo®-Tabletten.
Tolcapon wird als Handelspräparat Tasmar® verabreicht.

Unerwünschte Wirkungen: Bei vorbestehenden Überbewegungen (Peak-Dose-
Dyskinesien) führen COMT-Hemmer häufig zu einer Verstärkung der Dyskinesien.
Durchfall tritt bei 5% der Patienten mit einer zeitlichen Verzögerung von bis
zu vier Monaten nach Therapiebeginn auf. Dass dieser Durchfall so verzögert
auftreten kann, wird häufig vergessen, was dann zu unnötigen Untersuchungen
führt.

Außerdem wird regelhaft eine harmlose Gelb-Verfärbung des Harns beobachtet. Darüber hinaus gibt es gelegentlich dopaminerge unerwünschte Effekte wie
Übelkeit durch die Verstärkung der L-DOPA-Wirkung.

Bei dem stärker wirksamen Tolcapon müssen regelmäßig die Leberwerte kontrolliert werden.

▶ **Monoaminooxidase-Hemmer (MAO–B–Hemmer):**
Selegilin z. B. Movergan® und Rasagilin = Azilect®
Wirkungsweise: Durch Hemmung der Monoaminooxidase B wird der Dopaminabbau vermindert und die Dopaminkonzentration im Hirn erhöht. Insgesamt ist die Anti-Parkinson-Wirkung schwach, dafür aber gut verträglich. In der Kombinationsbehandlung mit L-DOPA wird zudem der L-DOPA-Effekt potenziert.

Handelspräparate:
- **Rasagilin:** Azilect®
- **Selegilin:** Amindan®, Antiparkin®, Movergan®, Selegam, Selegilin 5 Heumann, Selegilin von ct, Selegilin AL, Selegilin AZU®, Selegilin-neuraxpharm®, Selegilin-ratiopharm®, Selegilin STADA®, Selegilin-TEVA®, Selemerck®, Selepark®, Selgimed®, Tabletten zu 5 mg, XiloparTM Schmelztbl. zu 1,25 mg.

Indikationen: Die beste Wirkung zeigen Selegilin und Rasagilin in der Kombinationstherapie mit L-DOPA. Hier lassen sich Wirkungsverluste einer L-DOPA-Therapie sowie beginnende Wirkungsschwankungen kompensieren. Eine Monotherapie bei neu Erkrankten kann versucht werden, ist aber auf Dauer selten ausreichend.

➲ Tipp

Nehmen Sie MAO-Hemmer morgens ein. Die antriebssteigernde Wirkung der MAO-Hemmer kann nämlich sonst zu Schlafstörungen führen.

Nebenwirkungen: Die Nebenwirkungen in der Kombinationstherapie mit L-DOPA erklären sich aus der Potenzierung der Dopaminersatzstoffe.

▶ **Dopaminagonisten = Dopaminergika**
Wirkungsweise: Dopaminergika sind Dopaminersatzstoffe, welche im Hirn direkt an Dopaminrezeptoren (Andockstellen für Dopamin als Botenstoff) wirken. Es stehen verschiedene Dopaminagonisten zur Verfügung (s. Tab. 2, S. 25).

Tab. 2: Dopaminagonisten in Tablettenform (modifiziert nach Ceballos-Baumann et al. 2005)

Wirkstoff	Handelspräparate
Ergot-Derivate	
Bromocriptin	Umprel®, Parlodel®, Serocryptin®, Pravidel®, Kirim®
Lisurid	Dopergin®
Pergolid	Permax®, Parkotil®
Alpha-Dihydroergocriptin	Almirid®, Cripar® und Generika
Cabergolin	Cabaseril® und Generika
Non-Ergot-Derivate	
Ropinirol	Requip® und Generika
Pramipexol	Sifrol® und Generika
Piribedil	Clarium®
Rotigotin als Pflaster	Neupro®, Leganto®
Apomorphin, zur Injektion/ Infusion unter die Haut	ApoGO® und andere

Rotigotin (Neupro®, Leganto®) ist der einzige Dopaminagonist als **Pflaster.** In Studien hat er sich wegen seiner gleichmäßigen Wirkung bewährt. Der Körper bekommt ständig den Wirkstoff über die Haut zugeführt. So werden Blutspiegelspitzen und -schwankungen vermieden. Das Pflaster wirkt über 24 Stunden. Dadurch ist keine Erinnerung an die Tabletteneinnahme notwendig.

Apomorphin (z. B. ApoGo®) (hat nichts mit Morphium zu tun!) ist der einzige Dopaminagonist zur Verabreichung als Spritze (Penject; s. Abb. 1, S. 26) unter die Haut (subkutane Injektion) oder als äußerlich tragbare Minipumpe (s. Abb. 2, S. 26). Damit eignet es sich bei Wirkungsschwankungen, die nicht mehr zuverlässig auf Tabletten ansprechen.

Apomorphin zeichnet sich durch eine zuverlässige und schnelle Wirksamkeit aus. Durch subkutane Injektionen (Penject) lassen sich Off-Phasen innerhalb von zwei bis zwölf Minuten durchbrechen, was zu einem wesentlichen Zugewinn an Lebensqualität und Selbstständigkeit führen kann. Bei komplexen Wirkungsschwankungen und häufigen Off-Phasen kann die subkutane Dauerinfusion mit einer Minipumpe, die man kontinuierlich bei sich trägt, die Therapie sehr vereinfachen.

➲ Tipp

Bedienung der Apomorphin–Pumpe

Um eine Apomorphin-Pumpe immer bei sich zu haben, gehört zur Pumpe ein kleiner Lederbeutel, den man sich umhängen kann. Allerdings ist die Bedienung der Pumpe (Herausholen aus dem Beutel, kleine Tasten drücken) bei feinmotorischen Schwierigkeiten und nachlassender Beweglichkeit nicht einfach. Deshalb wurde in der Parkinson-Fachklinik in München-Schwabing ein Beutel zur einfacheren Bedienung der Pumpe entwickelt.[1] Nähere Informationen erhalten Sie dort (Kontaktadresse: Schön-Klinik München-Schwabing, Abt. für Neurologie und Parkinson-Fachklinik, Parzivalplatz 4, 80804 München; Tel.: 089 360870; http://www.schoen-kliniken.de/ptp/kkh/nkm).

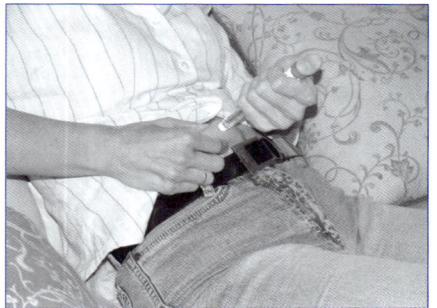

Abb. 1: Penject zur Injektion von Apomorphin   Abb. 2: Apomorphin–Pumpe

Indikationen: Der Einsatz der sogenannten Non-Ergot-Dopaminagonisten (s. Tab. 2, S. 25) zur Therapieeinleitung bei frisch diagnostiziertem Parkinson zeigte ein gegenüber L-DOPA vermindertes Auftreten von Spätkomplikationen wie Dyskinesien. Mit Ausnahme psychischer Nebenwirkungen (Tagesschläfrigkeit, Impulskontrollstörungen – s. u. –, Halluzinationen) und dem Auftreten von Ödemen (Wasser in den Beinen) sind Verträglichkeit und Wirksamkeit in den ersten Jahren der Krankheit mit denen von L-DOPA fast gleichwertig.

Da L-DOPA nach mehrjähriger Einnahme zu Wirkungsschwankungen und Dyskinesien führen kann, gibt es Empfehlungen, gerade bei jüngeren Menschen (unter 70 Jahren, ohne wesentliche Begleiterkrankungen) Dopaminagonisten als ers-

---

1 Ceballos-Baumann AO. Apomorphin bei idiopathischen Parkinson-Syndromen. Akt Neurol 2005; 32 (Suppl 2): S1-S9.

te Parkinson-Medikamente einzusetzen. Durch diese **Dopaminagonisten-Monotherapie** (d. h. nur Einsatz eines Dopaminagonisten, keine Kombination mit einem anderen Parkinson-Medikament) bzw. durch eine **frühe Kombinationstherapie mit L-DOPA** wird versucht, den Verlauf der Krankheit günstig zu beeinflussen. Die Empfehlung, mit einer Dopaminagonisten-Monotherapie zu starten, ist durch neue Erkenntnisse relativiert worden. Zum einen sind Herzklappenveränderungen unter Pergolid und Cabergolin beschrieben worden, die jährliche Herzkontrollen unter diesen Medikamenten erfordern. Zum anderen wurden die moderneren Non-Ergot-Dopaminagonisten, insbesondere Pramipexol (Sifrol® und Generika) und Ropinirol vermehrt mit der Auslösung von Impulskontrollstörungen in Zusammenhang gebracht. Dazu zählen pathologisches Glücksspiel, Hypersexualität (gesteigertes sexuelles Verlangen), impulsives Essen und Einkaufen, die bereits unter niedriger Dosierung auftreten können.

Zu diesen mit Dopaminagonisten in Verbindung gebrachten Impulskontrollstörungen wird auch das unter dem schwedischen Slangwort bekannt gewordene sogenannte „Punding" gezählt. Damit wird ein komplexes, anhaltendes, zweckloses und stereotypes Verhalten beschrieben, das mit einer zwanghaften, subjektiv zunächst nicht störenden Faszination für die Durchführung sich wiederholender Handlungen wie Ein- und Auspacken, Aufreihen etc. einhergeht. Punding weist oft Bezüge zu Hobbys, langjähriger Gewohnheiten oder beruflichen Routinen auf. Typische, im Rahmen von Punding auftretende Handlungen sind Computerspiele, Sortieren, Aufräumen, Basteln etc. Da die Betroffenen das Punding selbst in der Regel nicht als unangenehm erleben, fällt diese Wesensveränderung zunächst den Angehörigen auf.
All diese Impulskontrollstörungen werden bevorzugt mit Dopaminagonisten in Verbindung gebracht. Die Therapie besteht in Reduktion des Dopaminagonisten. Eine zwanghafte Einnahme von Parkinson-Mitteln bzw. Dopaminersatzstoffen gibt es ebenfalls. Diese wird jedoch eher mit DOPA und Apomorphin in Verbindung gebracht. Die Kontrolle der Darreichung von DOPA und Apomorphin stellt die Behandlung dar.

Apomorphin (unter anderem ApoGo®) ist wegen der Notwendigkeit der Injektion für Menschen mit Wirkungsschwankungen in späteren Krankheitsstadien vorbehalten.

Unerwünschte Wirkungen: Ältere Dopaminagonisten vom Ergot-Typ führen bei Therapieeinleitung relativ häufig zu Nebenwirkungen wie Schwindel, Übelkeit und Erbrechen. Diese lassen sich durch die Gabe von Domperidon (Motilium®)

mildern oder vermeiden. Bei allen Agonisten kann es zu Halluzinationen kommen. Tagesmüdigkeit, sogenannte Sekundenschlafattacken und Beinödeme (Wasser in den Beinen) können bei Ergot- wie bei Nicht-Ergot-Derivaten limitierend sein. Unerwünschte Wirkungen wie Übelkeit und orthostatische Dysregulation (plötzlicher Blutdruckabfall) sind bei Cabergolin, Pramipexol und Ropinirol als Monotherapie ähnlich ausgeprägt wie bei L-DOPA.

Zur Sicherheit schlugen die neurologische sowie die kardiologische Fachgesellschaft 2005 folgende Vorgehensweise bei Therapie mit einem Ergot-Dopaminagonisten vor (gilt nur für Bromocriptin, Lisurid, Pergolid, Alpha-Dihydroergocriptin, Cabergolin): Bei Neueinstellung auf eine solche Therapie sollte eine Ultraschalluntersuchung des Herzens (Echokardiographie) durchgeführt werden. Bei laufender Therapie sollten halbjährlich eine körperliche Untersuchung und jährlich eine Echokardiographie erfolgen. Bei der körperlichen Untersuchung ist speziell auf folgende Symptome zu achten: Herzgeräusche oder Zeichen der Herzinsuffizienz, Kurzatmigkeit, persistierender Husten, Brustschmerz, Schmerzen in der Lendengegend, Gewebeverhärtungen, Ödeme (Wasser) in den Beinen.

Bei der Behandlung mit Apomorphin (ApoGo® als Penject oder für die Mikropumpe) lassen sich Übelkeit, Erbrechen, Blutdruckabfall, Müdigkeit etc. durch die gleichzeitige Gabe von Domperidon (Motilium®) umgehen. Patienten, die eine Therapie mit anderen Dopaminagonisten schon gewohnt sind, nehmen die Nebenwirkungen von Apomorphin häufig gar nicht wahr und verzichten schnell spontan auf das Domperidon.

Medikamente, die nicht direkt über das Dopaminsystem wirken

Obwohl schwächer wirksam als L-DOPA oder Dopaminagonisten spielen in der Parkinson-Therapie auch Medikamente eine Rolle, die keine Dopaminersatzstoffe sind. Hier ist das **Amantadin** (ein Derivat des Adamantan) hervorzuheben. Budipin und Anticholinergika dagegen werden zunehmend selten eingesetzt. Ferner gibt es eine Reihe von Spezialtherapeutika für spezielle Probleme wie Halluzinationen und Demenz im Rahmen der Parkinson-Therapie:

▶ Amantadin-Salze

Amantadin-Hydrochlorid (HCI) bzw. Amantadin-Sulfat (SO4) (Handelspräparate wie z.B. Adekin®, Amantadin-ratiopharm®, Amantadin, Amantadin-HCL Sandoz®, PK-Merz®).

Indikation: Amantadin-Sulfat oder -HCI können in frühen Stadien der Erkrankung mit leichter Symptomausprägung in Monotherapie eingesetzt werden. In

Kombination mit anderen Parkinson-Mitteln wirkt Amantadin potenzierend. Außerdem wirkt es gegen L-DOPA-Dyskinesien, ohne die Parkinson-Symptome zu verschlechtern.

Die intravenöse Therapie mit Amantadininfusion ist der Behandlung von Krisen oder Situationen mit eingeschränkter Medikamenteneinnahme vorbehalten.

Nebenwirkungen: Neben Übelkeit (selten ein Problem) sind die Entwicklung typischer Hautveränderungen an den Beinen (sogenannte Livedo reticularis) sowie von Unterschenkelödemen (Wasser in den Beinen) die wichtigsten Nebenwirkungen von Adamantan-Derivaten. Zu psychischen Nebeneffekten zählen Schlafstörungen, innere Unruhe, Verwirrtheit und Halluzinationen. Besondere Vorsicht bei der Amantadintherapie ist bei Demenz oder vorbestehenden Verwirrtheitsepisoden geboten.

Budipin (Parkinsan®) Tabletten: Neben einer bemerkenswerten Wirkung auf den Tremor lindert Budipin auch Akinese und Rigor. Der Wirkmechanismus ist nicht geklärt. Die Verschreibung ist nur möglich nach einer schriftlichen Verpflichtungserklärung zur EKG-Kontrolle durch den verordnenden Arzt. Daher ist der Einsatz des Präparates Spezialisten vorbehalten.

▶ Anticholinergika

Historisch waren anticholinergisch wirkende Stoffe die ersten Parkinson-Mittel. Sie wurden als Extrakte aus den Wurzeln des Tollkirschenbaums in den 60er-Jahren des 19. Jahrhunderts von Ordenstein in die Therapie eingeführt. Aufgrund des hohen Nebenwirkungsprofils (trockener Mund, Verstopfung, Harnverhalt u.a.) haben Anticholinergika nur noch einen eingeschränkten Stellenwert in der Parkinson-Therapie. Ihre unerwünschten Wirkungen bestehen in einer Beeinträchtigung geistiger Funktionen, vor allem einer Verschlimmerung von Gedächtnisstörungen, Verwirrtheit und Halluzinationen.

Anticholinergika werden in Einzelfällen bei jüngeren Erkrankten eingesetzt, wenn der Tremor bei den Symptomen im Vordergrund steht und mit Dopaminergika alleine keine befriedigende Verbesserung zu erzielen ist.

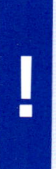

Anticholinergika und Amantadin-Präparate möglichst nicht abrupt absetzen!
Abruptes Absetzen von Anticholinergika kann ein Delir (Verwirrtheitszustand) hervorrufen. Daher sollte – wenn möglich – die Dosisreduktion sehr langsam – über Wochen – erfolgen.

Medikamente gegen Depressionen, Halluzinationen und Demenz

Depressionen und Angststörungen sind ein entscheidender Faktor für die Lebensqualität bei Parkinson.[2] Trotz ihrer Häufigkeit und Bedeutung sind insbesondere die Depressionen bei Parkinson zu wenig erforscht und werden zu selten gezielt behandelt. Depressionen werden bei Menschen mit Parkinson-Krankheit genauso behandelt wie bei anderen Menschen. Von den Arzneimittelbehörden zugelassene Medikamente bei Parkinson gibt es lediglich für Halluzinationen und Demenz.

Clozapin (Leponex®) ist als einziges atypisches Neuroleptikum zur Therapie der Wahl bei medikamentös induzierter Psychose (Halluzinationen) bei Parkinson zugelassen. Problematisch sind die häufigen Blutbildkontrollen (einmal wöchentlich während der ersten 18 Wochen, danach alle vier Wochen), die aufgrund des nicht zu vernachlässigenden Risikos einer schwerwiegenden Hemmung des blutbildenden Systems (Agranulozytose) (1%) erforderlich sind. Alternativ wird daher oft Quetiapin (Seroquel®) eingesetzt, obwohl es für Halluzinationen unter der Parkinson-Therapie nicht zugelassen ist.

Rivastigmin (Exelon®) wurde kürzlich für die Demenzbehandlung bei Parkinson mit spät beginnender Demenz zugelassen. Die Besserung der Demenz ist klinisch bei 15% der Betroffenen so wertvoll, dass es sich lohnt, die Therapie zu versuchen. Außerdem wurde u.a. eine signifikante Wirksamkeit auf Halluzinationen und auf mit einer Demenz vergesellschaftete Verhaltensauffälligkeiten wie Unruhe, Apathie nachgewiesen.

Medikamentenpumpen und tiefe Hirnstimulation

Wenn im Verlauf der Parkinson-Erkrankung die Wirkungsschwankungen in der Symptomkontrolle, die Unbeweglichkeit und Überbeweglichkeit nicht besser in den Griff zu bekommen sind, gibt es weitere Möglichkeiten, über die Sie mit Ihrem Neurologen sprechen sollten. Das sind vor allem **Pumpensysteme** (s. Abb. 1 und 2, S. 26) oder die Einpflanzung von Elektroden ins Gehirn. In jedem Fall müssten Sie in eine **Spezialklinik** gehen.

Der Facharzt sollte zusammen mit Ihnen über weiterführende Therapiemaßnahmen entscheiden. Dabei stehen Ihnen als Patient folgende Therapieformen zur Verfügung, deren Vor- und Nachteile im Einzelfall gemeinsam mit Ihrem Arzt abzuwägen sind.

---

2 Henningsen P, Gündel H, Ceballos-Baumann AO (Hrsg.). Neuro-Psychosomatik. Stuttgart: Schattauer 2006

Pumpensysteme: Pumpensysteme sorgen für die kontinuierliche Verabreichung der Dopaminersatzstoffe. Dadurch kann man eine wesentlich gleichmäßigere Dopaminkonzentration im Gehirn erreichen als mit Tabletten. Es gibt zwei Pumpensysteme, die sich je nach verwendetem Wirkstoff in Pumpengröße und Verabreichungsort unterscheiden.

Apomorphin-Pumpe: Apomorphin wird als Infusion mit einer feinen Nadel unter die Haut gegeben. Die Infusion erfolgt zumeist über den Tag, kann jedoch auch über 24 Stunden laufen. Die Infusionsstelle sollte möglichst jeden Tag gewechselt werden, das heißt also einmal täglich einen Hautstich. Bei Diabetikern werden in ähnlicher Weise Insulin-Pumpen eingesetzt. Kontinuierliche subkutane Apomorphin-Infusionen führen zu anhaltenden On-Phasen bei gleichzeitiger Rückbildung von vorbestehenden L-DOPA-induzierten Dyskinesien (Überbewegungen). Zur Vermeidung von Übelkeit erfolgt eine Vorbehandlung mit Domperidon (z. B. Motilium®). Sie sollte so lange fortgeführt werden, bis der Patient keine Übelkeit mehr verspürt. Wenn sich die Einhaltung von 5-10 Einnahmezeitpunkten von L-DOPA mit Berücksichtigung von Karenzzeiten vor und nach den Mahlzeiten schwer organisieren lässt, stellt das Anhängen der Pumpe morgens und Abnehmen zur Nacht eine deutliche Vereinfachung der Behandlung für Patienten, Pfleger bzw. Angehörige dar[3]. Die Apomorphin-Pumpe ist von den drei aufwendigen Verfahren dasjenige, das am schnellsten ausprobiert werden kann und keinerlei operativen Eingriff benötigt.

L-DOPA-Pumpe: Eine besondere Zubereitung von L-DOPA/Carbidopa in Form eines Gels kann mittels einer Pumpe über einen dünnen Schlauch, der zum Verbleib operativ durch die Bauchdecke gelegt wird, über den Magen in den Dünndarm eingeleitet werden. Voraussetzung für diese aufwendige Therapie für Patienten mit schweren L-DOPA-Wirkungsschwankungen ist eine eindeutige positive klinische Testphase mit L-DOPA/Carbidopa-Gel über eine Nasensonde, die unter Röntgen-Durchleuchtung oder endoskopisch über den Magen bis über den Zwölffingerdarm hinaus vorgeschoben wird. Ein plötzlicher Wirkungsverlust spricht für ein Verrutschen, eine Diskonnektion bzw. eine Verstopfung der Dünndarm-Sonde. Dies muss rasch in einem entsprechend ausgewiesenen Zentrum überprüft werden.

Tiefe Hirnstimulation: Dazu werden dünne Elektroden durch ein feines Bohrloch in der Schädeldecke beidseits ins Gehirn geführt. Die Kabelenden werden dann

---

3 Vgl. zur Übersicht Ceballos-Baumann A Kontinuierliche Therapie mit der Apomorphinpumpe. Akt. Neurol. 2011; 38 Suppl. 1: S17–S26

unter der Kopfhaut verlegt und an einen Impulsgenerator angeschlossen, der wie ein Herzschrittmacher meist unter dem Schlüsselbein eingesetzt wird. Der spezialisierte Neurologe kann die Einstellung des „Schrittmachers" steuern und an die Symptomstärke des Patienten „per Fernbedienung" anpassen (vgl. Abb. 3). Das Verfahren der tiefen Hirnstimulation, bei dem durch implantierte Elektroden bestimmte Hirnregionen ständig hochfrequent stimuliert werden, ist für die Therapie der Akinese und des Tremors in Nordamerika und in Deutschland zugelassen. In den letzten Jahren hat sich herausgestellt, dass der Nucleus subthalamicus (STN) der geeignetste Zielpunkt für die Stimulation ist. Die mit der Operation assoziierte Sterblichkeit (Letalität) oder Rate schwerer beeinträchtigender Komplikationen liegt zentrumsspezifisch zwischen 0,5 % und 3 %. Der Grad des Ansprechens auf L-DOPA-Präparate, d. h. die Besserung der Parkinson-Symptome unter L-DOPA, stellt den besten Voraussagewert für den Erfolg des Eingriffs. Jüngere Patienten profitieren mehr als ältere. Spezifische Kontraindikationen sind Demenz, ernste psychische Vorerkrankungen sowie Hirnatrophie (Hirnverschmächtigung). Mit einer Besserung von nicht so gut auf L-DOPA ansprechenden Symptomen

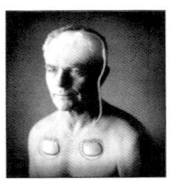
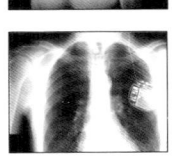
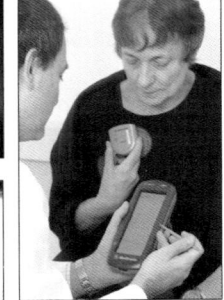

– wie Stimm-, Sprech- oder Schluckstörungen und Blockaden beim Gehen (Freezing) – ist nicht zu rechnen. Eine weitere Herausforderung sind die unerwünschten psychiatrischen Effekte wie Apathie, Depression und Impulskontrollprobleme sowie Suizide. Seit den Jahren 2000 bis 2010 besteht ein Trend, weniger ältere Patienten mit einem langen Krankheitsverlauf zu operieren: Als Orientierung gelten heute ein biologisches Alter unter 65 Jahre und eine Krankheitsdauer von weniger als 15 Jahren. Hier ist der Patientennutzen am höchsten[4].

Abb. 3: Nach der tiefen Hirnstimulation kann man seine Beweglichkeit mittels „Fernbedienung" steuern

Psychotherapie

Die Parkinson-Krankheit ist ein chronisches, langsam, aber unweigerlich fortschreitendes Leiden. Im Verlauf nimmt sie immer mehr Raum in Ihrem Leben ein. Das Zusammenleben mit dem Partner wird beeinträchtigt. Das Bedauern über

---

4 Vgl. zur Übersicht Volkmann et Ceballos-Baumann. Wann ist der richtige Zeitpunkt für eine tiefe Hirnstimulation bei Morbus Parkinson? Akt Neurologie 2009; 36 (S1): S7–S11

verlorene Fähigkeiten überschattet oft die noch mögliche Lebensfreude. Auch pflegende Angehörige sind physisch und psychisch oft sehr belastet.

Neben dem Austausch mit anderen Betroffenen in Selbsthilfegruppen (s. S. 75) kann eine Psychotherapie hier hilfreich sein, um ein Umdenken, eine Veränderung im Umgang mit sich und der Erkrankung zu bewirken. Nähere Informationen finden Sie im Buch „Aktivierende Therapien bei Parkinson-Syndromen" (s. S. 76). Infolge der großen Nachfrage nach Psychotherapie werden entsprechende Angebote teilweise von Selbsthilfegruppen organisiert. Ansonsten fragen Sie Ihren Arzt nach einem geeigneten Psychotherapeuten in Ihrer Nähe.

Heilmittel (Ergotherapie, Physiotherapie und Logopädie bzw. Sprach-/Schlucktherapie)

Der Ergo- und Physiotherapie sowie der Logopädie (bzw. Sprach- und Schlucktherapie) kommt eine zunehmende Bedeutung zu, weil trotz stetig wachsenden Arsenals von Medikamenten und Etablierung aufwendigster Verfahren wie der tiefen Hirnstimulation Probleme im Alltag bestehen bleiben und zunehmen: beispielsweise infolge von Fallneigung, motorischen Blockaden, Gang-, Sprech- und Schluckstörungen oder auch demenziellen Entwicklungen. Diese Symptome sprechen weder auf Medikamente noch auf neurochirurgische Verfahren wie die tiefe Hirnstimulation an. Bei atypischen Parkinson-Syndromen (vgl. S. 10) können solche Symptome schon früh vorhanden sein. Hier helfen nur Therapieverfahren, die durch Üben Symptome verbessern und alternative oder Kompensationsstrategien für den Alltag aufweisen.

Im Folgenden geht es um Symptome bzw. Auswirkungen der Erkrankung, die durch diese Therapieverfahren zu verbessern sind. Die Kosten übernimmt in der Regel die Krankenkasse (bis auf eine Zuzahlung, von der man aber bei einer chronischen Erkrankung wie Parkinson befreit werden kann; vgl. S. 76). Eine Verordnung für die Heilmittel-Therapie erhalten Sie von Ihrem behandelnden Arzt.

Für alle folgenden Ausführungen gilt: Sie sind kein Ersatz für qualifizierte Logopädie (Sprach-/Schlucktherapie), Ergo- und Physiotherapie!

➲ Tipp

Auswahl von Therapeuten
Bei der Wahl Ihrer Therapeuten sollten Sie darauf achten, dass diese Erfahrung mit der Therapie von Parkinson-Syndromen haben. Adressen erfragen Sie am besten bei Ihrem Neurologen oder bei einer Selbsthilfegruppe (s. S. 75).

| Was tun zur Verbesserung der Sprech- und Stimmstörung?

Dieses Kapitel erläutert die parkinsonspezifische Sprech- und Stimmstörung und ihre Auswirkungen auf die Alltagskommunikation. Es stellt bisherige Behandlungsmethoden der modernen Lee Silverman-Voice-Therapie (LSVT® LOUD) gegenüber. Dieses Therapieprogramm wird ausführlich beschrieben, da es mittlerweile weltweit als Standardverfahren gilt.

Abschließend stellen wir Ihnen noch exemplarisch ergänzende Therapiemethoden bzw. -inhalte vor.

Übersicht

Die Lee Silverman-Voice-Therapie (LSVT® LOUD) ist ein intensives Therapiekonzept, das speziell zur Behandlung der Sprech- und Stimmstörung bei der Parkinson-Krankheit entwickelt wurde. Der Behandlungsfokus liegt auf der Stimme – und hier vor allem auf der erhöhten Sprechlautstärke. Diese dient als Schlüssel für Kraft und Koordination aller Sprechebenen, sodass sich neben der Stimmfunktion auch die Verständlichkeit und die Schlucksymptomatik nachweisbar verbessern.
Um den Therapietransfer in die Alltagssprache zu stabilisieren, findet ein besonderes Wahrnehmungstraining in Bezug auf den erzielten Krafteinsatz und die Lautstärke statt. LSVT® LOUD ist bei Parkinson-Patienten die erste Sprechtherapie, deren Wirksamkeit durch zahlreiche Kurz- und Langzeitstudien eindeutig belegt ist und auch in den Leitlinien der Deutschen Gesellschaft für Neurologie (DGN)[1] herausgestellt wird.

---

1 DGN (Kommission Leitlinien) (Hrsg.). Leitlinien für Diagnostik und Therapie in der Neurologie. 5. Aufl. Stuttgart & New York: Thieme; 2012, Leitlinien „Parkinson-Syndrome" (S. 124ff) und „Neurogene Sprech- und Stimmstörungen" (S. 1072ff); online: www.awmf.org

Die Sprech- und Stimmsymptomatik und ihre Auswirkungen im Alltag

Sprechen geht weit über das bloße Funktionieren von über 60 Muskelpaaren hinaus: Sprechen ist neben Gestik und Mimik die Ausdrucksform für die menschliche Kommunikation im beruflichen wie privaten Alltag. Durch Sprechen und Stimmklang teilen wir nicht nur eine sachliche Information mit, sondern auch unsere dahinter liegenden Gefühle. So hört der Gesprächspartner gerade durch unseren Stimmklang und unsere Sprachmelodie, ob wir erschöpft, fröh-

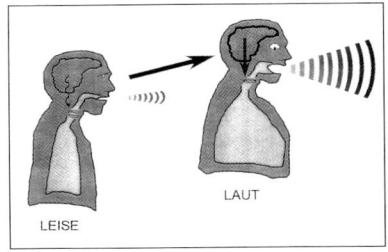

Abb. 4: Erhöhte Sprechlautstärke als ein Fokus der Lee Silverman-Voice-Therapie (LSVT® LOUD)

lich oder wütend sind. Stehen uns diese Möglichkeiten nicht in vollem Ausmaß zur Verfügung, kann dies zu Missverständnissen und anderen weitreichenden kommunikativen Einschränkungen führen: Mehr als 75 % der Menschen mit Parkinson entwickeln eine Stimm- und Sprechstörung; viele ziehen sich im Berufs- wie auch im Privatleben immer mehr zurück und sprechen deutlich weniger als früher.

Veränderter Sprechvorgang durch die Parkinson-Krankheit

Beim Parkinson-Kranken wird oft auch die Atemmuskulatur steifer und unbeweglicher. Dadurch verändern sich Atemvolumen und -frequenz. Infolge der Erkrankung sitzt der Betroffene häufig in gekrümmter Sitzhaltung: Das Zwerchfell arbeitet nicht mehr so effizient, die Lungen dehnen sich nur im oberen Bereich stärker aus. Am Bauch ist häufig nur wenig Atembewegung zu sehen. Oft geht durch das Hochziehen des Brustkorbs sogar der Bauch beim Einatmen nach innen statt nach außen (paradoxe Atmung). **Die Erkrankten atmen flach und schnell.** Auf die Stimmlippen trifft somit nur ein reduzierter Ausatemstrom, sodass sie weniger intensiv schwingen. Da die Muskelspannung auch an den Stimmlippen erhöht ist, wölben sich diese häufig, anstatt sich vollständig zu schließen. **Die Stimme klingt deutlich leiser, rau, behaucht und heiser. Der Stimmumfang ist eingeschränkt (monoton),** der Betroffene klingt dadurch deutlich teilnahmsloser und zurückhaltender, als er dies in Wirklichkeit selbst empfindet.

Für eine präzise, kräftige Artikulation steht somit auch im Mundraum nur ein reduzierter Luftdruck zur Verfügung. Aufgrund der in Bewegung, Kraft und Ausdauer ebenfalls eingeschränkten Sprechmuskulatur werden die Laute nicht mehr so präzise gesprochen; der Kiefer öffnet sich nicht mehr so weit, die Zunge bewegt sich langsamer und ungenauer. **Trotzdem ist die Sprechgeschwindigkeit** nicht immer verlangsamt, sondern im Gegenteil häufig **erhöht.** Manchmal kommt es auch zu **stotterähnlichen Wiederholungen** von Silben oder Wörtern **(Palilalie).** Bei Menschen mit Überbewegungen, die auch im Gesicht auftreten können, kommt noch ein stigmatisierender Effekt dazu. Die Überbewegungen verschlechtern die Verständlichkeit und reduzieren das Atemvolumen beim Sprechen. Manchen Betroffenen sind diese Überbewegungen im Gespräch so unangenehm, dass sie zusätzlich den Blickkontakt vermeiden.

Insgesamt spricht man von einer **neurologisch bedingten Sprechstörung (hypokinetisch-rigide Dysarthrie).** Diese Sprechbeeinträchtigung kann von leichten, kaum auffälligen Einschränkungen bis zur absoluten Unverständlichkeit reichen. Sprachstörungen mit Beeinträchtigung des Sprachsystems treten in der Regel bei der Parkinson-Krankheit selten auf, die Betroffenen wissen, was sie sagen wollen. Durch Konzentrations- und Gedächtnisprobleme oder Müdigkeit kann es jedoch zu **Wortfindungsstörungen** oder **Verlieren des „roten Fadens"** beim Gespräch kommen. Das kann den Betroffenen sehr irritieren.

Wie wirkt sich die Sprech- und Stimmstörung im Alltag aus?
Durch die eingeschränkte Lautstärken-und Tonhöhenvariation klingt das **Sprechen oft monoton und unnatürlich.**

Auch bei nur leichter Einschränkung der Lautstärke und des Stimmklangs berichten Menschen mit der Parkinson- Krankheit von **weitreichenden kommunikativen Einschränkungen:** Sie werden häufig beim Einkaufen, wenn sie etwa über die Theke im Supermarkt sprechen wollen, nicht verstanden. Beim Telefonieren und in Gesprächen kommt es vermehrt zu Nachfragen. Manche vermeiden das Telefonieren und geben an, sich insgesamt nicht mehr mit ihrer Stimme identifizieren zu können. Viele berichten, dass sie sich seltener an Gesprächen beteiligen, da sie sich stimmlich – vor allem in Gruppen – nicht mehr durchsetzen können. Häufig erkennen schwerer Betroffene, dass ihr Gegenüber nicht mehr nachfragt oder anders reagiert als gedacht, weil er die Äußerung nicht verstanden hat. Bei einem fortgeschrittenen Beschwerdebild ist das Zuhören häufig so ermüdend, dass längere Gespräche abgekürzt oder gar vermieden werden. Dadurch ist **die** Kommunikation für beide Seiten häufig anstrengend und frustrierend.

Bei Berufstätigen kann es durch die eingeschränkte Verständlichkeit zu gravierenden Problemen kommen, sodass gerade diese Betroffenen besonders frühzeitig mit einer Therapie beginnen sollten!

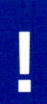

Beginnen Sie frühzeitig mit der Sprechtherapie, auch wenn die Sprech-symptomatik nur leicht ist – so vermeiden Sie kommunikative Einschrän-kungen im Vorfeld!

➲ Tipps

So bemerken Sie eine Sprech- und Stimmstörung

- Die Stimme klingt leiser, schwächer, rauer, monotoner; der Gesprächs-partner fragt eventuell, ob man erkältet sei.
- Das Sprechen ist undeutlicher, verwaschener.
- Der Gesprächspartner muss wiederholt nachfragen.
- Luftnot, Kurzatmigkeit beim Sprechen.
- Die Sprechbewegungen sind langsamer; das Gesicht fühlt sich dabei ver-spannt, eingefroren und unbeweglich an.
- Das Sprechtempo ist beschleunigt oder auch verlangsamt, evtl. tritt eine Art Stottersymptomatik auf; das Wort kann evtl. erst nach mehreren An-läufen ausgesprochen werden.

Die Therapie der Sprech- und Stimmstörung

Die bisher verfügbaren Medikamente verbessern das Sprechen bei Parkinson nur unzureichend. Beim Einsatz eines Hirnschrittmachers steigert sich zwar die mo-torische Beweglichkeit, die Sprechleistungen können sich jedoch unter Umstän-den durch den Eingriff sogar verschlechtern. Noch bis in die 1990er-Jahre galt auch die Sprechtherapie in Deutschland bei Menschen mit Parkinson als wenig effektiv, da nur kurzfristige Effekte bei ungenügender Umsetzung in die Alltags-sprache vorzuweisen waren.

Bisher setzten Sprachtherapeuten auf Übungen aus der gesamten Sprechthera-pie. Über lange Behandlungszeiträume hinweg wurden – meist einmal wöchent-lich – wechselnde Therapieschwerpunkte gesetzt mit Übungen zur Verbesserung der Atmung, der Stimme und vor allem der Artikulation. Lern-, Gedächtnis- oder Aufmerksamkeitsprobleme wurden in der Therapieplanung wenig berücksichtigt. Der Betroffene musste sich oft zu viele Inhalte merken.

Die Lee Silverman-Voice-Therapie (LSVT® LOUD) – der Einfluss der Lautstärke

Hintergrund: Groß angelegte Studien zeigten, dass **gerade die Stimmauffällig-keit erstes Symptom der Sprechstörung** ist; die anderen Sprechprobleme treten später auf.

Untersuchungen an Gesunden haben gezeigt, dass diese bei Aufforderung zur Wiederholung einer Aussage und beim Sprechen gegen Hintergrundgeräusche **automatisch die Lautstärke und Intensität der Stimme vergrößern, um eine bessere Verständlichkeit zu erzielen.**

Je lauter man spricht, desto tiefer atmet man ein. Durch die vermehrte Ausatmung und den größeren Anblasedruck schließen sich die Stimmlippen vollständiger. Kiefer, Zunge, Lippen bewegen sich stärker, daher spricht man langsamer und verständlicher. **Somit ist lautes Sprechen ein Koordinationstraining für alle am Sprechen beteiligten Funktionskreise und dient dadurch als Schlüssel für die Verständlichkeit.**

Die Sprachtherapeuten Dr. Lorraine Ramig und Carolyn Mead-Bonitati erkannten die Bedeutung des hohen Anteils von Stimmstörungen und der eingeschränkten Sprechlautstärke für die reduzierte Verständlichkeit bei Parkinson. Auf der Basis früherer Studien, die von Therapieerfolgen bei Patienten mit Parkinson-Krankheit unter **intensivem Stimmtraining** berichten, entwickelten sie 1987 aus der klassischen Stimmtherapie das LSVT® LOUD-Konzept.[2] Es ist benannt nach der Parkinson-Patientin Lee Silverman, für deren Sprech- und Stimmstörung das Behandlungskonzept zugeschnitten wurde. Ramig und Mead definierten die Stimme als das Schlüsselelement der Therapie bei Parkinson. Ziel von LSVT® LOUD ist es, die durch die Stimmübungen erzielte gesteigerte Sprechlautstärke unmittelbar auf die Alltagskommunikation zu übertragen.

 Sprechen Sie **laut,** mit guter Stimmqualität!

Der Begriff „LSVT® LOUD-Therapeut" ist rechtlich geschützt, eine LSVT® LOUD-Therapie darf nur durchführen, wer mit Zertifikat zum LSVT® LOUD-Therapeuten ausgebildet wurde.

Effektivitätsstudien weisen die verbesserten Sprechleistungen durch LSVT® LOUD für zumindest 6 Monate im Alltag anhaltend nach – allerdings nur, wenn der Patient selbstständig jeden Tag und auch noch nach Abschluss der Therapie weiterhin übt. Nach 6 Monaten muss mit Hilfe des Sprachtherapeuten ein erneuter Therapiebedarf erwogen werden: Manchmal reichen nur wenige Auffrischungsstunden, um die Lautstärke wieder zu steigern.

---

2 Ramig L, Sapir S, Countryman S et al. Intensive voice treatment (LSVT®) for patients with Parkinson's disease: a 2 year follow up. J Neurol Neurosurg Psychiatry 2001; 71(4): 493–498

LSVT® LOUD wird bei allen Schweregraden von Parkinson angewandt, jedoch mit besseren Ergebnissen bei Patienten, die leicht bis mittelschwer beeinträchtigt sind (Stadium 1–3 nach Hoehn und Yahr; vgl. S. 16).

Die 5 Säulen des LSVT® LOUD-Programmes

1. LSVT® LOUD ist eine Intensivtherapie: Innerhalb von vier Wochen werden pro Woche vier Einzelstunden à 50-60 Minuten durchgeführt. Der Patient muss zusätzlich zur Therapie selbstständig üben (ca. 10 Minuten pro Tag). Auch die weniger beschriebene LSVT® EXTENDED-Variante (LSVT-X) mit 2 Therapiesitzungen in 8 Wochen scheint ähnlich erfolgreich zu sein, wenn der Patient jeden Tag zusätzlich übt.

2. **Der Therapiefokus liegt auf der Stimme:** Drei stimmtherapeutische Grundübungen dienen der Verbesserung von Stimmlippenschluss, Stimmstärke, Stimmstabilität, Stimmumfang sowie Tonhaltedauer. Jede Übung wird 15-mal wiederholt – mit einer hohen Lautstärke (max. 90 Dezibel) und bei optimalem Stimmklang. Die Stimme soll laut, aber nicht gepresst, sondern angenehm weich klingen. Zusätzlich werden von Woche zu Woche komplexere Übungen mit hoher Lautstärke durchgeführt.

3. **Es erfolgt ein verstärkter Krafteinsatz:** Durch einen deutlich erhöhten Kraft- bzw. Lautstärkeeinsatz bei allen Übungen trainiert der Patient seine Atem-, Stimm- und Artikulationsmuskulatur. Der Therapeut motiviert den Patienten dabei, permanent laut zu sprechen

4. LSVT® LOUD beinhaltet ein Wahrnehmungstraining: Die häufige Äußerung von Menschen mit Parkinson-Krankheit: „Ich spreche nicht zu leise, meine Ehefrau braucht ein Hörgerät", zeigt eine veränderte Eigenwahrnehmung. Hier liegt eine wesentliche Schwierigkeit für die Betroffenen: Sie fühlen und hören oft nur teilweise den Unterschied zwischen geplanter Sprechlautstärke und hörbar erreichtem Ziel. Durch die veränderte Muskulatur kommt es bei anscheinend gleichem Kraftaufwand wie vor der Erkrankung zu einer geringeren Lautstärke – in einem Ausmaß, dessen sich der Betroffene meist nicht bewusst ist. Wesentliches Element für einen gelungenen Therapietransfer ist, dass der Betroffene unabhängig vom Therapeuten seine Sprechlautstärke, den Krafteinsatz – und dadurch auch indirekt die Verständlichkeit – einzuschätzen lernt. So lernt er, dass er **durch das laute Sprechen eine normale Lautstärke erreicht und nicht zu laut spricht:** Die Schulung der Selbstwahrnehmung und Konditionierung des erhöhten Kraft- und Lautstärkeeinsatzes erfolgt fortwährend durch konsequentes Feedback und Motivation durch den Therapeuten sowie unterstützt durch Audio- und Videoanalysen.

Die häufige Angst, zu laut zu sprechen, ist in der Regel unbegründet!

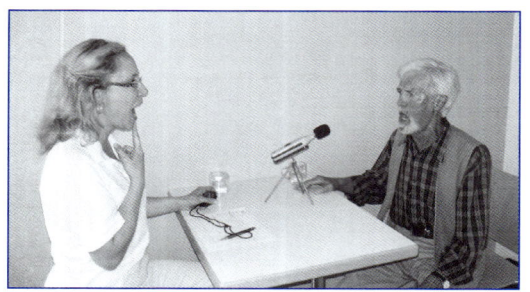

Abb. 5: Therapietransparenz und Motivation: In der Therapie wird dem Übenden durch die Stoppuhr die erreichte Tonhaltedauer und durch den Schallpegel-messer die erzielte Lautstärke mitgeteilt

5. **Therapiekontrolle und Qua-litätssicherung:** Alle Daten zu Sprechlautstärke, Tonhal-tedauer etc. werden jede Stunde protokolliert und dem Patienten mitgeteilt, um Fortschritte objektiv zu bele-gen und die Motivation zu steigern (s. Abb. 5).

Der klare und einfache Übungs-aufbau mit einer hohen Anzahl an Wiederholungen bei jeder Übung und die Intensität der Therapie entsprechen der Theorie des motorischen Lernens und dem Prinzip des Muskeltrainings. Der Patient muss dabei lediglich bei jeder Übung das Prinzip der Lautstärke beachten. Die in der Therapie er-arbeiteten Leistungen werden durch unterschiedliche Transferübungen für die Alltagssprache und durch **häusliches Üben** mit genauem Übungsprogramm sta-bilisiert. Für den Therapieerfolg ist entscheidend, ob der Betroffene wirklich im Therapiezeitraum und danach täglich zuhause selbstständig zusätzlich zur The-rapie übt. Englischsprachige Therapiebeispiele/Videos zu LSVT® LOUD und LSVT™ BIG finden Sie z.B. unter www.youtube.com im Internet.

Nach den **16 Behandlungsstunden** wird dem Patienten dringend empfohlen, weiterhin selbstständig 3–5 x pro Woche 10–15 Minuten lang zu üben und nach 6 Monaten die Sprechleistungen erneut überprüfen zu lassen. Gegebenenfalls kann man mit einigen Therapiestunden die Lautstärke und damit die Verständ-lichkeit schnell wieder steigern.

 Auch nach der Therapie gilt: 3-5x pro Woche üben!

Welche Ergebnisse zeigt die Therapie?

Studien belegen bei vier von fünf Patienten eine nachweisbare Verbesserung des Sprechens durch LSVT® LOUD. **Die Stimme wird wieder klarer, natürlicher und tragfähiger.** Die damit **erhöhte Verständlichkeit** wurde übereinstimmend von Patienten, Angehörigen und Therapeuten bestätigt. Bei der Selbstbewertung gaben die Patienten an, dass sie besser verstanden würden, öfter Gespräche initiierten und aktiver an Gesprächen teilnähmen. Insgesamt empfänden sie beim Sprechen ein deutlich gesteigertes Selbstbewusstsein.

Anhand neuerer Studien mit bildgebenden Verfahren konnten erste Belege erbracht werden, dass durch LSVT® LOUD sprechmotorische Hirnareale aktiviert und andere überaktive Bereiche reorganisiert werden.

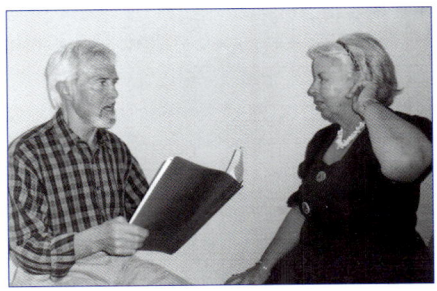

Abb. 6: Gemeinsames Üben mit dem Partner bringt mehr Spaß und Erfolg

Besonders gute und anhaltende Ergebnisse erzielen nach unserem klinischen Eindruck auch diejenigen Patienten, die die Lautstärketherapie mit ihren Partnern durchführen. Gemeinsam können sie die Übungen oft leichter und mit Humor in ihren Alltag einbauen und auch nach der Therapie weiterführen.

Auswirkungen auf die Schluckfunktion

In einer Studie wurde die Veränderung der Schluckfunktion (s. auch S. 47ff) einen Monat nach LSVT® LOUD untersucht. Die Röntgenuntersuchung zeigte eine deutlich verstärkte Kehlkopfhebung und einen verstärkten Stimmlippenschluss, wodurch die unteren Atemwege beim Schlucken besser geschützt sind. Die Zunge bewegte sich kräftiger und koordnierter, wodurch die Betroffenen das Essen schneller und sicherer abschlucken konnten. Die Patienten berichteten häufig von grundsätzlich leichteren und fließenderen Kau- und Schluckvorgängen durch die LSVT® LOUD-Therapie.

Ist LSVT® LOUD für jeden Parkinson-Patienten geeignet?

In der Regel ist LSVT® LOUD für jeden Patienten mit IPS geeignet, die Durchführbarkeit muss aber vom LSVT® LOUD-Therapeuten in der Diagnostik abgeklärt werden. Bei atypischen Parkinson-Syndromen muss der Therapeut im Einzelfall die Eignung für LSVT® LOUD entscheiden.

Nicht/bedingt geeignet ist LSVT:

- Wenn man aktuell keine Zeit zum Üben hat/weder selbstständig noch mit Partner geübt werden kann.
- Wenn der Patient nicht selbst ausreichend motiviert ist, sondern nur Familienmitglieder auf die Therapie drängen.
- Wenn eine zu starke Depression oder Demenz vorliegt.
- Wenn die körperliche Belastbarkeit nicht ausreicht (man muss 50-60 Minuten Therapie durchhalten können).

- Wenn eine zu starke Fehlkompensation, z. B. eine starke Presssymptomatik der Stimmlippen vorliegt (dann müssen zuerst andere stimmtherapeutische Maßnahmen durchgeführt werden).

Wo kann ich LSVT® LOUD erhalten, an wen wende ich mich?

Wenn Sie sich zu einer Sprechtherapie nach dem LSVT® LOUD-Konzept entschließen, können Sie unter der amerikanischen Homepage www.lsvt.org im Therapeutenverzeichnis (Deutschland) nachsehen, wo es einen **zertifizierten LSVT® LOUD-Therapeuten** (Sprachtherapeut/Logopäde mit Zusatzausbildung) in Ihrer Nähe gibt. Außerdem können Sie z. B. beim Deutschen Bundesverband für Logopädie e.V. (www.dbl-ev.de) bzw. beim Deutschen Bundesverband der akademischen Sprachtherapeuten (www.dbs-ev.de) nachfragen oder auf deren Homepages nachsehen. **Wichtig ist, dass Sie alle Übungen zunächst mit einem LSVT® LOUD-Therapeuten trainieren und erst dann zu Hause üben, denn man kann beim Üben auch einiges falsch machen,** sodass sich die Stimme verschlechtern kann!

Für ein Rezept für Logopädie/Sprachtherapie wenden Sie sich an Ihren Neurologen oder HNO-Arzt. Die Kosten für die Behandlung werden von den gesetzlichen Krankenkassen übernommen.

Tipps und Übungen für zu Hause

Was kann ich generell beim Sprechen beachten?

Einige einfache Hinweise können die Verständigung mit Ihrer Familie, Freunden oder Bekannten bereits sehr erleichtern. Denn es geht darum, dass Sie verstanden werden und dass Sie und Ihr Gesprächspartner Freude an Gesprächen haben!

- Wichtig beim Sprechen ist, dass Ihre **Zahnprothesen gut sitzen,** sonst sind Ihre Lippen mehr mit dem Festhalten der Prothesen als mit dem Sprechen beschäftigt. Verwenden Sie ausreichend Haftcreme oder lassen Sie von Ihrem Zahnarzt die Prothese besser anpassen.
- Achten Sie bei längeren Gesprächen darauf, dass kein Umgebungslärm herrscht, **schalten Sie also Fernseher und Radio ab.**
- Halten Sie mit Ihrem Gesprächspartner **Blickkontakt,** das erleichtert für beide Seiten das Verständnis. Beachten Sie dabei, dass das Kinn beim Sprechen eher Richtung Brust zeigt, sonst ist die Hals- und Sprechmuskulatur schnell angespannt.
- Achten Sie auf eine **gute, aufrechte Sitzposition.** Die Füße stehen fest auf dem Boden und geben dabei dem Oberkörper die nötige Stabilität.

- Konzentrieren Sie sich auf eine Sache: Wenn Sie zum Beispiel gerade laufen und sich dabei anstrengen müssen, sprechen Sie nicht gleichzeitig. Sagen Sie Ihrem Gesprächspartner, dass Sie sich gerade auf das Gehen konzentrieren müssen und ihm später antworten werden.
- Gehen Sie immer davon aus, dass Sie eher zu leise sprechen. **Nach jedem Satz drehen Sie die innere Lautstärke wieder etwas auf.**
  - Sprechen Sie nicht zu lange Sätze und atmen Sie häufiger; ansonsten wird oft der letzte Teil des Satzes verschluckt oder unverständlicher.
  - Lassen Sie sich Zeit beim Einatmen.
- Da bedingt durch die Parkinson-Krankheit häufig zu selten geschluckt wird, klingt die Stimme schnell gurgelig und Sie sind schlechter zu verstehen. **Schlucken Sie auch beim Sprechen häufiger!**
- Bitten Sie gute Freunde und Bekannte, Sie darauf aufmerksam zu machen, wenn Sie nicht verstanden worden sind. Ein Gespräch im Vorfeld kann viele Missverständnisse vermeiden und nimmt Ihren Gesprächspartnern die Hemmung, nachzufragen.

Wie übe ich zu Hause?

Damit die Atem-, Stimm- und Sprechmuskulatur wirklich aufgebaut werden kann, müssen Sie auch zu Hause üben (wenn Sie immer nur eine halbe Stunde joggen gehen, können Sie auch keinen Marathon mitlaufen!). Sonst wird die erhöhte Lautstärke nie selbstverständlich für Sie und es tritt nur ein unzureichender Erfolg ein. **Es geht um Ihre Kommunikationsfähigkeit: Jedes Wort von Ihnen ist es wert, verstanden zu werden!**

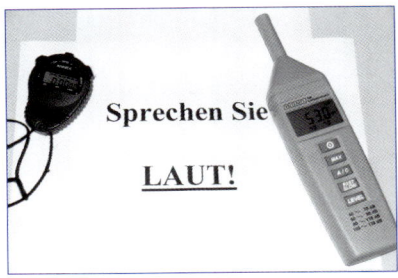

Abb. 7: Stoppuhr und Schallpegelmessgerät zum Überprüfen der erzielten Tonhaltedauer und Lautstärke

Nach Absprache mit Ihrem LSVT® LOUD-Therapeuten sollten Sie beim Üben auf einige Dinge achten.

- Häufig treten Hemmungen auf, **laut zu Hause zu üben:** Besprechen Sie mit Ihren Nachbarn, mit Ihrer Familie, dass Sie laute Stimmübungen durchführen müssen. Bitten Sie um Verständnis: Das nimmt Ihnen die Hemmungen, laut zu üben.
- Lassen Sie sich von Ihrem Sprachtherapeuten/Logopäden ein Übungsprogramm für zu Hause geben.

- Nehmen Sie sich **feste Zeiten** vor, z. B. morgens nach dem Frühstück oder abends vor der Tagesschau; so wird das Üben eine Gewohnheit wie das Zähneputzen!

- **Setzen Sie sich aufrecht auf einen Stuhl,** achten Sie darauf, dass Sie gut atmen können (eventuell Gürtel oder Hosenknopf aufmachen), die Füße stehen beide fest auf dem Boden.

- Sinnvoll ist es, vor den Übungen **Lockerungsübungen** zu machen, wie Schulterkreisen, Ausschütteln der Arme, Abreiben des Rumpfes zur Aktivierung der Atemmuskulatur.

- Kontrollieren Sie Ihre Sprechleistungen mit Stoppuhr und Schallpegelmesser (s. Abb. 7, S. 43). Schreiben Sie Ihre Ergebnisse gewissenhaft auf: Dann haben Sie die Kontrolle über Ihre Erfolge!

- Üben im Auto nimmt zwar vielen die Hemmung vor der Lautstärke, aber bedenken Sie, dass Sie **im Auto meist keine gute Sitzhaltung haben** (die Atmung ist dann eingeschränkt, oft presst man dann mehr aus dem Hals) und Sie sich auf den Verkehr konzentrieren sollten.

- Halten Sie ein Glas Wasser bereit und **trinken Sie während der Übungen.**

- **Nehmen Sie sich einmal wöchentlich mit einem Kassettenrekorder, Diktier- oder Aufnahmegerät auf,** um zu überprüfen, ob Sie leiser und unverständlicher geworden sind.

- Nehmen Sie sich täglich morgens für Alltagssituationen vorher fest vor, laut zu sprechen: beim Einkaufen, Telefonieren, Grüßen des Nachbarn usw.

- **Lesen Sie** Ehepartnern/Freunden/sich selbst täglich einen Zeitungsartikel, ein Gedicht oder eine Buchseite **laut vor.**

- Bitten Sie die Familie und gute Freunde um **Rückmeldung,** falls die Stimme und Verständlichkeit deutlich schlechter werden.

- Bringen Sie **Erinnerungszettel** mit „LAUT" oder „ich spreche LAUT" an Telefon, Kühlschrank, Badezimmerspiegel usw. an.

- Halten Sie regelmäßig **Kontakt mit Ihrem Sprachtherapeuten:** Nach sechs Monaten sollte erneut eine Kontrolle erfolgen, ob ein Auffrischungstraining für die Sprechlautstärke erforderlich ist. So vermeiden Sie, dass zu viel Zeit verstreicht und Ihre Kommunikationsfähigkeit sich deutlich verschlechtert.

Ergänzende Therapiemethoden und Übungen

Die **Reduzierung der Sprechgeschwindigkeit:** Ein schwerwiegendes Problem kann eine deutlich **erhöhte Sprechgeschwindigkeit mit unverständlichem oder auch stotterähnlichem Sprechen** sein. Neben LSVT® LOUD muss manchmal das Sprechtempo durch folgende Hilfen reduziert werden:

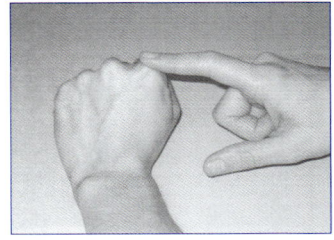

Abb. 8: Abzählen der Fingerknöchel beim wortweisen Sprechen reduziert die Sprechgeschwindigkeit

- Dehnen Sie die betonten Vokale (a, e, i, o, u) eines Wortes/Satzes in die Länge („Auf Wieeedersehen").
- Machen Sie nach jedem Satz eine kleine Pause, lassen Sie sich auch zwischendurch Zeit zum Einatmen.
- Klopfen Sie bei jedem Wort oder jeder Silbe unauffällig mit dem Finger auf dem Oberschenkel mit oder gehen Sie bei locker geschlossener Faust von einem Fingerknöchel (s. Abb. 8) zum nächsten (da man meistens das sogenannte pacing-board bzw. Sprechbrett nicht bei der Hand hat). In manchen Fällen hat sich auch das Sprechen mit einem kleinen Taschen-Metronom mit einem Ohrhörer bewährt. Durch dieses wortweise oder sogenannte silbische Sprechen kann man die Sprechbewegungen und damit das Sprechtempo besser kontrollieren.

Bessere und tiefere Atmung durch Atemtherapie bzw. Atemübungen

Für viele Patienten haben sich Atemübungen bzw. Atemtherapie bewährt. So können Atemübungen und Atemmassagen, z. B. nach Middendorf, die Wahrnehmung für Aus- und Einatmung, Atemräume sowie Länge der Sprechatmung verbessern.

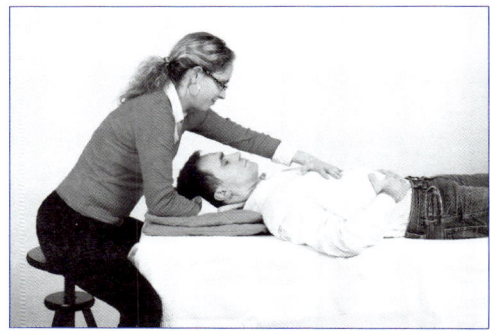

Abb. 9: Kräftiger und vertiefter Atem durch Atemtherapie

Auch **körperliches Dehnen, Gähnen und Abreiben der Atemmuskulatur** vor dem Sprechtraining können die Atmung intensivieren. Verspannungen im Hals- und Gesichtsbereich beim Sprechen können durch eine ruhigere, tiefere Atmung reduziert und eine hohe Lautstärke kann leichter erreicht werden: Denn die Lautstärke soll nicht „im Hals" stecken bleiben oder „rausgepresst" werden.

Gesichtsübungen für eine lebhaftere Mimik

Nach erfolgter LSVT® LOUD-Therapie empfinden die Patienten ihre Mimik bei Videoanalysen als lebhafter und ausdrucksvoller. Begleitend können auch zusätzliche **Gesichtsübungen** eingesetzt werden, um die stark angespannte, steife mimische Muskulatur zu lösen und auch mit mehr Resonanz sprechen zu können. **Hierbei können Sie das Gesicht ausstreichen, mit Fingerspitzen leicht abklopfen, das Gesicht bewusst und langsam eincremen und Bewegungsübungen mit dem Gesicht machen** (Übungen z. B. unter www.leben-mit-parkinson.de).

| Was tun bei Schwierigkeiten mit dem Schlucken?

Leichte bis mittelschwere Schluckstörungen treten bei Parkinson-Erkrankungen häufig auf (bei ca. 50 % der Patienten). Mit der Dauer und Schwere der Erkrankung nehmen Schluckstörungen im Allgemeinen zu. Manchmal treten sie auch nur in sogenannten Off-Phasen auf. Die Gefahren einer Schluckstörung sind:

■ Mangelernährung und Schwäche
■ ungenügende Trinkmenge
■ ungenügende Aufnahme der Medikamente
■ Aspiration (Eindringen von Speichel oder Nahrung in die Atemwege)
■ Pneumonie (Lungenentzündung)

Was sind die Symptome?

■ Probleme mit dem Speichel („zu viel" Speichel, der Speichel läuft aus dem Mund, die Stimme klingt feucht)
■ Husten beim Essen/Trinken
■ Probleme beim Kauen
■ Verschlucken bei Flüssigkeiten (Getränke, Suppen)
■ Schwierigkeiten mit harten, zähen, krümeligen Speisen
■ Bedürfnis sich häufig zu räuspern

Die allgemeine Verlangsamung der Bewegungen kann auch die Schluckmotorik betreffen: Das Verarbeiten der Nahrung im Mund erfolgt langsamer und ist im Bewegungsumfang nicht so ausgeprägt. Die Auslösung des Schluckreflexes ist häufig verzögert. Das Kauen und Schlucken erscheint dadurch mühsamer. Es kommt mitunter auch zu einer Verlangsamung des Transportes der Nahrung durch die Speiseröhre und den Magen.
Temperaturerhöhungen oder Fieberschübe ohne erkennbare Ursache wie auch Lungenentzündungen können ebenfalls Symptome einer Schluckstörung sein.

Was kann man tun?

Diagnostik geht immer vor Therapie. Um etwaige Schluckstörungen festzustellen und die entsprechenden Therapiemethoden auszuwählen, bedarf es zunächst einer sorgfältigen klinischen Untersuchung der Schluckfunktionen durch einen **Logopäden oder Sprachtherapeuten.** Hierdurch wird die jeweils individuelle Ausprägung der Schluckprobleme erhoben. Untersucht wird dabei u. a. die Gesichts- und Mundmotorik, wie z. B. die Kraft des Lippenschlusses, die Beweglichkeit und Kraft der Zunge. Aber auch die Geschwindigkeit der Schluckreflexauslösung, die Überprüfung der Kehlkopfbeweglichkeit, der Hustenkraft und der Stimmgebung geben wichtige Hinweise auf eine mögliche Gefährdung beim Essen und Trinken. Eine Testmahlzeit sollte in der Untersuchung ebenfalls mit eingeschlossen sein. Ergänzt wird diese Untersuchung sinnvollerweise durch die HNO-ärztliche endoskopische Schluckuntersuchung. Hierbei können die Schluckfunktionen direkt anhand von sogenannten Schluckproben (z. B. Nahrungsmittel, die Schwierigkeiten bereiten) beurteilt werden. Durch diese Untersuchung lassen sich auch sehr gut Therapievorschläge und Tipps zur Ernährung ableiten. Auch eine Videofluoroskopie (Röntgenuntersuchung des Schluckvorgangs) bietet diese Möglichkeit der direkten Beobachtung.

Therapie

Normalerweise ist keine langwierige Behandlung notwendig. Sie wird angepasst an das jeweilige Störungsbild und kann auch zum „Auffrischen" in Intervallen erfolgen. Neben der Auswahl der Methoden geht es auch darum, eine zur Lebenssituation und zu den Bedürfnissen des Patienten passende Behandlung zu finden. Unterschiedlich gewichtet beinhaltet dies in der Regel:

- Modifizierung der Ernährung (z. B. Vermeidung von schwierigen Speisen oder Konsistenzen, Umstellung der Ernährung auf leicht zu kauende Speisen, Andicken von Flüssigkeiten);
- Schlucktechniken zum sicheren Abschlucken (z. B. bewusstes Luftanhalten während des Trinkens, Kopfneigung);
- Übungen zur Kräftigung und zum Erhalt des Bewegungsumfangs der Schluckmuskulatur (z. B. der Zunge, des Kehlkopfes);
- Erhöhen der Schluckfrequenz;
- Training von Reinigungsfunktionen (z. B. Räuspern und Husten).

Auch das Stimmtraining nach der Lee Silverman-Voice-Methode (LSVT® LOUD) wirkt sich positiv auf die Schluckfunktionen aus.

In sehr schweren Fällen kann eine teilweise oder vollständige Ernährung über eine PEG-Sonde[1] eine ausreichende Versorgung mit Nahrung und Medikamenten sicherstellen. Dies kann sogar – so paradox das zunächst klingen mag – zu einer Verbesserung der Lebensqualität führen, wenn dadurch die tägliche Sorge um die Bewältigung der Ernährung wegfällt und quälende Husten- oder Erstickungsanfälle vermieden werden können.

➲ Tipps

Was kann man im Alltag beachten?
1. Gewicht und Flüssigkeitszufuhr regelmäßig kontrollieren, um Mangelerscheinungen vorzubeugen;
2. Ernährung (Konsistenz, Anzahl der Mahlzeiten, Kalorienzufuhr) dem individuellen Zustand und der Tagesform anpassen;
3. Medikamenteneinnahme und Mahlzeiten nach Anweisung des Arztes aufeinander abstimmen;
4. auf regelmäßiges Schlucken des Speichels achten;
5. auf klare Stimme achten;
6. bei Verschlucken auf gutes Abhusten achten.

Gesundheit geht vor „Etikette"!

---

1 PEG-Magensonde: kleiner Schlauch, der über die Bauchwand direkt in den Magen führt und sicher angebracht über viele Jahre gut und ohne Komplikationen toleriert wird.

| Was tun bei Schwierigkeiten mit der Beweglichkeit?

Übersicht

Inzwischen gibt es zahlreiche Studien, die zeigen, dass eine speziell auf individuelle Probleme der Beweglichkeit zugeschnittene Therapie, regelmäßige Bewegung, Übungen und Sport die Beweglichkeit, die Gehfähigkeit, das Gleichgewicht und die Alltagsbewältigung verbessern und helfen, diese länger zu erhalten.[1] Ausdauer, Kraft und Gleichgewicht sollten im Rahmen von Ausdauersportarten, individuell zugeschnittenen Trainingsprogrammen oder anderen komplexen Bewegungsformen (z.B. Tai Chi) trainiert werden. Um zu kleinen und langsamen Bewegungen vorzubeugen, sollten Sie unbedingt schon von Krankheitsbeginn an „große Bewegungen" trainieren. Wie Sie das tun können, erfahren Sie auf den nächsten Seiten. Studien zu den einzelnen Übungsformen können Sie bei Interesse im Buch „Aktivierende Therapie bei Parkinson-Syndromen" nachlesen (s. S. 76).

Allgemeine Trainingsmöglichkeiten für einen aktiven Lebensstil

Ausgewählte Trainingsprogramme und Sportarten verbessern nicht nur Beweglichkeit, Selbstständigkeit und Lebensqualität, sondern beeinflussen auch den Krankheitsverlauf positiv. Verschenken Sie also keine wertvolle Zeit und geben Sie körperlicher Aktivität in Ihrem Alltag einen festen Platz! Trainieren Sie mindestens zwei- bis dreimal wöchentlich ca. 45 Minuten, auch wenn Sie noch keine Einschränkungen bemerken. Suchen Sie dafür mit Ihrem Therapeuten für Sie geeignete und interessante Übungen und Sportarten in passender Dosierung aus.

---

1 IQWiG: Parkinson: Können Bewegungsübungen helfen? Gesundheitsinformation vom 13.09.2012. www.gesundheitsinformation.de (14.09.2012)

Gymnastik und funktionelles Dehnen

Üben Sie bei Ihrer täglichen Gymnastik sämtliche Bewegungen mit möglichst großem Bewegungsumfang. So arbeiten Sie der Brady- und Hypokinese (im Folgenden zusammenfassend als Akinese bezeichnet, vgl. S. 9f) wirksam entgegen und dehnen gleichzeitig aktiv Ihre Muskulatur. Ihr Übungsprogramm sollte Elemente zur Aufrichtung und Streckung sowie Drehungen des Oberkörpers enthalten. So halten Sie Ihre Wirbelsäule beweglich und beugen einer geneigten Haltung vor. Trainieren Sie das Gleichgewicht nur dann allein, wenn Sie nicht sturzgefährdet sind. Achten Sie während des Übens unbedingt **immer** darauf, dass Sie sich jederzeit festhalten können. Eine Kraftminderung tritt oft erst im Verlauf der Erkrankung auf und stellt meist nicht das motorische Hauptproblem dar. Dennoch empfiehlt es sich, zur Sturzprophylaxe und zum Erhalt der Selbstständigkeit die Beinkraft zu trainieren, etwa durch Alltagsbewegungen wie das Aufstehen vom Stuhl, auch aus sehr niedrigen Sitzhöhen, oder Beinbewegungen gegen den Widerstand von „Therabändern" oder Gewichtsmanschetten.

Ideen für Übungen finden Sie z. B. über die Homepage der Deutschen Parkinson Vereinigung (dPV; s. S. 75).

➲ Tipp

Nutzen Sie Gruppenangebote
Selbsthilfegruppen bieten häufig Gruppensport an. Nutzen Sie solche Angebote: Das Üben in der Gruppe macht mehr Spaß und motiviert, sich zu bewegen.

Tai Chi Chuan

Tai Chi Chuan ist eine fernöstliche Bewegungskunst, die Gesundheitsübungen, Meditation und Kampfkunst vereint. Ihre aufmerksam ausgeführte, harmonische Bewegungsfolge ergibt sich aus festgesetzten Schrittfolgen, Richtungsänderungen, Drehungen und Kicks und bezieht den ganzen Körper und die Atmung mit ein. Intensives Üben fördert Haltung, Gleichgewicht und Beweglichkeit. Außerdem werden Konzentration und Körperwahrnehmung geschult. Tai Chi Chuan kann bis ins hohe Alter praktiziert werden und unterstützt so eine aktive Lebensführung. Es gibt viele Tai Chi-Stile. Parkinson-Betroffene scheinen durch das Tai Chi der Yang-Form bzgl. des Gehens und ihrer Gleichgewichtsleistungen besonders zu profitieren.

Einen ersten Einblick erhalten Sie z. B. an Volkshochschulen. Gefällt Ihnen Tai Chi, können Sie auch gezielt nach einer Tai Chi Chuan-Schule in Ihrer Umgebung Ausschau halten und dort eine Probestunde vereinbaren. Erkundigen Sie sich außerdem bei Ihrer Selbsthilfeorganisation, ob es in Ihrer Nähe speziell für Parkinson-Betroffene angepasste Tai Chi Chuan-Gruppen gibt.

Tanzen

Wenn Sie Freude am Tanzen haben, können Sie regelmäßig tanzen. Dies kann erwiesenermaßen Gleichgewicht und Gehen bei Parkinson verbessern. Besonders der argentinische Tango erscheint sehr geeignet, aber auch Walzer oder Foxtrott wirken sich positiv aus. Manche Kliniken und Selbsthilfegruppen bieten spezielle Tanzkurse für Menschen mit Parkinson an. Wenn Sie lange nicht mehr getanzt haben, könnte dies eine gute Möglichkeit zum Wiedereinstieg sein.

Weitere Sportarten

Zu Beginn der Erkrankung sind grundsätzlich alle Sportarten möglich; zur Senkung des Risikos empfehlen wir jedoch auf zu hohes Tempo zu verzichten. Später sollten Sie Sportarten bevorzugen, die vor allem die Gehfähigkeit trainieren, z.B. Nordic Walking. Rasche Reaktionen fallen in fortgeschrittenen Krankheitsstadien oft schwer, sodass schnelle Sportarten wie z.B. Skifahren, Badminton oder Volleyball Ihr Sturzrisiko eher erhöhen.

Grundsätzlich sind Sportarten wie **Wandern** oder **Nordic Walking** immer gut geeignet, da die bei Parkinson erschwerte große Schrittsetzung und der Armschwung hier besonders trainiert werden. Außerdem verbessern Sie Ihre Leistung des Herz-Kreislauf-Systems, Ihre Muskelkraft, Ganggeschwindigkeit, -ausdauer und Gehstrecke. Die richtige Technik können Sie in Sportvereinen, bei einem persönlichen Trainer oder einem Physio- und Ergotherapeuten mit Trainerlizenz erlernen.

Ein **Krafttraining im Fitnessstudio** ist nur zusätzlich anzuraten, da die Kraftminderung nicht im Fokus steht. Dennoch erleben viele Betroffene die Akinese als Schwächegefühl und durch Bewegungsmangel können Kraftdefizite entstehen. Sinnvoll ist es, v.a. die Hüft- und Kniestrecker, die Kniebeuger, die Unterschenkelmuskulatur sowie die Strecker der Wirbelsäule im Ausdauerbereich zu trainieren. **Gymnastik im Wasser, Aquajogging** und **Schwimmen** ermöglichen ein gelenkschonendes Training großer Bewegungen und der Kraft. Der Wasserauftrieb entlastet durch einen scheinbaren Gewichtsverlust den Bewegungsapparat; der Wasserwiderstand erfordert eine gesteigerte Muskelarbeit. Warmes Wasser (30-33°C) wirkt zudem entspannend auf die Muskulatur.

Betreiben Sie Sport in Maßen, d.h., trainieren Sie nie bis zur Erschöpfung. Nach dem Sport sollten Sie sich höchstens angenehm ermüdet fühlen. Testen Sie mit Ihrem Therapeuten oder Arzt Ihre Belastungsgrenzen und besprechen Sie, welche Sportarten in welcher Form für Sie geeignet sind. Treten Schmerzen auf, wenden Sie sich bitte an Ihren Arzt oder Therapeuten, damit die Ursache geklärt werden kann.

Spezielle Methoden und Alltagsstrategien bei Akinese

Bemerken Sie trotz optimaler Einstellung der Medikamente Einschränkungen bei Tätigkeiten der Hände, beim Gehen, Unsicherheiten mit dem Gleichgewicht oder motorische Symptome auf beiden Körperseiten, suchen Sie einen **Physio-** und einen **Ergotherapeuten** auf.

Nach der ergo- bzw. physiotherapeutischen Diagnostik werden auf Ihre Ziele und Symptome individuell zugeschrittene Therapiepläne erstellt. Zur Behandlung stehen spezielle, in Studien als wirksam belegte Therapieverfahren zur Verfügung. Folgende Methoden wollen wir Ihnen in diesem Abschnitt näher vorstellen (s. auch Abschnitte „Was tun zum Schutz vor Stürzen?" und „Was tun bei Schwierigkeiten mit den Händen?"):

- LSVT™ BIG
- Training der Gehfähigkeit auf dem Laufband
- Cueing (Hinweise nutzen)
- Handlungen und Bewegungen in Schritte aufteilen

LSVT™ BIG

Dieses Therapiekonzept leitet sich vom sogenannten Lee Silverman-Voice-Treatment (LSVT® LOUD) ab (s. S. 34ff) und basiert auf den gleichen Prinzipien, übertragen auf die Körpermotorik.

Im Fokus stehen die für Parkinson typischen, kleinräumigen Bewegungen. Diesen werden aktive, bewusste und sehr große (engl. „big") Bewegungen entgegengesetzt, da eine größere Bewegungsamplitude auch die Bewegungsgeschwindigkeit steigert.

LSVT™ BIG erfolgt in Einzeltherapie über vier Wochen mit jeweils vier Behandlungstagen und einer Behandlungszeit von 60 Minuten und darf nur von zertifizierten LSVT™ BIG-Therapeuten durchgeführt werden. In sieben Basisübungen (tägliche Maximalübungen), bei funktionellen Aufgaben (z. B. vom Sitzen aufstehen) und durch ein Gehtraining lernen Sie, sich mit normal großer Amplitude zu bewegen, was viel Anstrengung erfordert.

Damit Sie wieder erfahren, wie sich normalgroßes Bewegen anfühlt, erhalten Sie vom Therapeuten kontinuierlich Rückmeldung, dass die für Sie zunächst ungewohnt großen Bewegungen einem normalen Ausmaß entsprechen. Dieses „Eichen" der Bewegungen auf ein größeres, der Norm entsprechendes Ausmaß wird Rekalibrierung genannt und stellt neben dem großamplitudigen Bewegen die zweite Säule des Konzeptes dar.

Das Bewegungsverhalten wird dadurch wieder neu geregelt und so in den Alltag integriert, dass es selbst bei Ablenkung erhalten bleibt. Deshalb werden zusätzlich komplexe Alltagshandlungen (z. B. Haushaltsaufgaben, Ankleiden) eingeübt. Durch tägliche ca. 15-minütige Hausaufgaben werden die normalgroßen Bewegungen weiter automatisiert. Da LSVT™ BIG eine sehr intensive Therapie in einem kurzen Zeitraum (s. o.) ist, bitten Sie Ihren Neurologen, Ihnen eine spezielle Verordnung für Ergo- oder Physiotherapie auszustellen. Zusätzlich müssen Sie ggf. eine Begründung des Arztes, warum diese Therapie für Sie notwendig ist, bei Ihrer Kasse einreichen und über die Kostenübernahme verhandeln.

Weitere Informationen über die LSVT™ BIG Therapie und ein Verzeichnis der zertifizierten LSVT™ BIG-Therapeuten erhalten Sie im Internet unter www.lsvtglobal.com.

Training der Gehfähigkeit auf dem Laufband

Ihre Gehgeschwindigkeit, Schrittlänge und Gehstrecke können Sie mit einem Gehtraining auf der Ebene oder auf dem Laufband verbessern. Das Laufband unterstützt von außen die Schrittauslösung. Werden Streifen auf das Laufband geklebt, können Sie gleichzeitig das Gehen mit großen Schritten trainieren. Vorsorglich sollten Sie immer einen Gurt um den Oberkörper tragen, der Sie vor Stürzen schützt. Fragen Sie Ihren Physiotherapeuten, ob in der Praxis ein Laufband vorhanden ist. Gibt es nur im Fitnessstudio eine Trainingsmöglichkeit, üben Sie zu Beginn immer unter Supervision eines Therapeuten.

Cueing (Hinweise nutzen)

Sie haben vielleicht schon bemerkt, dass Ihnen das Treppensteigen leichter fällt als das Gehen auf der Ebene. Auch gelingen bestimmte Alltagshandlungen eventuell müheloser oder das Gehen wird zügiger, wenn nebenbei Musik läuft. Die Struktur der Treppe und der Takt der Musik geben Ihnen einen sichtbaren bzw. hörbaren Hinweisreiz von außen, eine Methode, die unter dem englischen Begriff „Cueing" bekannt ist. Therapeutisch werden hörbare, sichtbare, spürbare und gedankliche Cues – also Hinweise – eingesetzt (s. Tab. 3, S. 55).

Cues können es Menschen mit Parkinson erleichtern, Bewegungen zu beginnen oder das Bewegungstempo zu halten: Die äußeren Hinweisreize verstärken die zu schwachen Signale aus der betroffenen Hirnregion. Außerdem aktivieren Cues „Umgehungskreisläufe" für Bewegung in Regionen des Gehirns, die nicht erkrankt sind.

Beispiele für Cues zeigt Tabelle 3. Probieren Sie diese Hinweisreize mit Ihren Therapeuten aus und trainieren dann das Gehen oder andere Alltagstätigkeiten mit Unterstützung des ausgewählten Cues.

Tab. 3: Cues/Hinweisreize zur Verbesserung der Beweglichkeit

Hinweisart	Beispiele für Hinweisreize (Cues)
Hörbare Hinweisreize	■ Gehen Sie im Takt zu einer geeigneten Musik (z.B. mit MP3-Player oder Smartphone) – ideal ist meist ein 2/4- oder 4/4-Takt; ■ Versuchen Sie auch für andere geeignete Tätigkeiten Rhythmen zu nutzen, z.B. ebenfalls Musik oder ein Metronom zum Stricken; ■ Sagen Sie beim Gehen laut „rechts – links, rechts – links"; ■ Zählen Sie vor dem Losgehen oder vor dem Aufstehen bis drei („Eins, zwei, drei, HOCH") oder sagen Sie „Los" **Bitte beachten Sie:** Gesprochene Hinweise sollten möglichst kurz und „zackig" sein. Ein Beispiel: „Los" zu sagen ist besser als der Satz „Ich will jetzt losgehen".
Sichtbare Hinweisreize	■ Benutzen Sie zum Schreiben liniertes Papier. So sehen Sie genau, wie groß die Buchstaben werden müssen; ■ Konzentrieren Sie sich beim Brotschneiden auf den oberen und den unteren Rand der Brotscheibe. Versuchen Sie beim Schneiden das Messer so weit wie möglich zu diesen Rändern zu bewegen; ■ Nutzen Sie das Muster eines Gehsteigs (Platten), um ausreichend große Schritte zu machen; ■ Wählen Sie für Ihre Wohnung große Fliesen oder einen Teppichboden mit Fliesenmuster, dann können Sie auch dieses Muster als Hinweis für größere und gleichmäßige Schritte nutzen; ■ Beobachten Sie beim Essen jemand anderen: Wenn er die Gabel zum Mund führt, beginnen Sie ebenfalls damit.
Gedankliche Hinweisreize	Mit ausreichender Übung muss man sich hörbare Kommandos oft nicht mehr laut vorsagen und sichtbare Hinweise nicht mehr unbedingt vor Augen haben, sondern es genügt, sie sich zu denken. Dies ist weniger auffällig, als „mit sich selbst zu sprechen".
Spürbare Hinweisreize	Wippen Sie beispielsweise mit dem Oberkörper nach vorne und hinten, bevor Sie aufstehen, um dadurch „Schwung zu holen", oder geben Sie sich einen leichten „Klaps" auf die Hüfte, um loszugehen.

Handlungen und Bewegungen in Schritte aufteilen

Mit dem Fortschreiten der Erkrankung nimmt der Botenstoff Dopamin ab. Dadurch werden normalerweise automatisiert und unbewusst ablaufende Handlungen und Bewegungen schwieriger.

Neben Cueing (s.o.) können Sie eine weitere Strategie nutzen, um diesem Problem zu begegnen: Teilen Sie Handlungen und Bewegungen gedanklich in Einzelschritte auf und konzentrieren Sie sich auf jeden Schritt einzeln. Dadurch übertragen Sie – vereinfacht gesagt – einen Teil der Bewegungskontrolle an Teile des Gehirns, die von der Erkrankung weniger betroffen sind.

Drei Beispiele:

- Denken Sie beim **Essenschneiden** nicht nur: „Ich will jetzt ein Stück Fleisch abschneiden", sondern überlegen Sie, welche Bewegungen dazu nötig sind: Fleisch mit der Gabel aufspießen – Messer auf das Fleisch – vorwärts schneiden (wichtig: Konzentrieren Sie sich darauf, eine große Bewegung zu machen!) – rückwärts schneiden (wieder: Konzentration auf eine große Bewegung!) – vor – zurück – vor – zurück usw.

- Das **Aufstehen vom Stuhl** gelingt leichter, wenn Sie folgende Einzelschritte besonders berücksichtigen: Beide Füße so weit zurück stellen, dass sie sich direkt unter den Knien befinden – Oberkörper mit gerader Wirbelsäule nach vorne bewegen, bis die Schultern in Verlängerung der Kniegelenke sind – Gesäß vom Stuhl abheben – Knie strecken und Oberkörper aufrichten (s. Abb. 10).

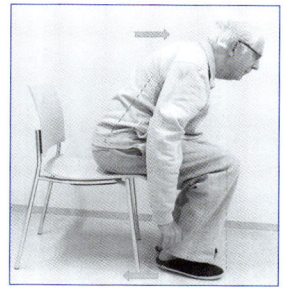

Abb. 10: Aufstehen: Füße nach hinten stellen, bis die Zehenspitzen unter den Kniegelenken sind und Oberkörper mit geradem Rücken nach vorne neigen

- Das **Drehen im Bett** können Sie wie folgt aufteilen: In Rückenlage die Arme zur Seite strecken – beide Beine beugen und zur gewünschten Drehrichtung (z. B. nach rechts) ablegen – den gegensätzlichen Arm (im Beispiel linker Arm) schwunghaft zur Drehrichtung bewegen (im Beispiel nach rechts) und so die Drehung zur Seite einleiten – zum Aufsetzen beide Beine aus seitlicher Lage aus dem Bett schwingen – sich dabei mit dem freien Arm (im Beispiel linker Arm) abstützen und so den Oberkörper in die Senkrechte bewegen.

Die einzelnen Handlungsschritte bzw. Bewegungen können Sie sich auch laut vorsprechen und dies als hörbaren Hinweisreiz (s. o.) nutzen. Je differenzierter Sie Handlungen aufgliedern, desto leichter fällt es, die Bewegungen zu steuern – allerdings erst nach einer gewissen Übungsphase. Beginnen Sie daher am besten gleich heute!

Spezielle Maßnahmen bei Freezing

Manche schon länger erkrankte Parkinson-Patienten haben neben kleinen und verlangsamten Schritten noch weitere Schwierigkeiten beim Gehen: Während einer Richtungsänderung oder beim Gehen durch eine Schiebetüre „kleben" die Schritte plötzlich und unerwartet am Boden fest bzw. „frieren" völlig ein. Diese Blockierung wird Freezing (engl.: „Einfrieren") genannt.

Folgende Situationen lösen häufig Blockaden während des Gehens aus:

- Drehungen: z. B. schnelle Richtungsänderung, Wendebewegung in der Küche, Umdrehen vor dem Hinsetzen;
- Starten: z. B. Losgehen nach längerem Stehen oder Sitzen;
- Engstellen: z. B. Gehen durch Türen; seitliches Gehen in Stuhlreihen, im Bus oder Kino;
- An unbekannten Orten und dort, wo großes Gedränge herrscht (U-Bahn);
- Stresssituationen: z. B. Gehen in Menschenmengen (Bahnhof, Fußgängerzone, Kaufhaus), unter Zeitdruck (Erreichen eines klingelnden Telefons, Öffnen der Haustüre), in unbekannter Umgebung.

Vor und nach dem Überwinden der Blockade ist das Gehen meist unauffällig. Das wird von der Umwelt oft nicht verstanden, ist aber charakteristisch.

Freezing kann während Tagesphasen auftreten, in denen Sie gut auf Dopaminersatztherapie ansprechen **(ON-Freezing)**. Häufiger sind Gangblockierungen aber zu Tageszeiten, in denen die Medikamente schlechter wirken **(OFF-Freezing).**

Wenn Sie die beschriebenen Blockierungen während des Gehens schon erlebt haben, kontaktieren Sie bitte Ihren Neurologen und Ihre Therapeuten. Freezing kann Sie in Ihrer Mobilität stark behindern und stellt ein hohes Risiko zu stürzen dar. Und Stürze führen oft zu schwerwiegenden Verletzungen und Knochenbrüchen (mehr zu Stürzen: s. S. 70f).

Ihr Neurologe kann das OFF-Freezing durch eine Medikamentenumstellung meist wirksam therapieren. Beim ON-Freezing ist das schwieriger und auch Medikamentenpumpen und die tiefe Hirnstimulation sind hier umstritten. Als Therapieoption gelten **Ergo- und Physiotherapie.** Um Freezing zu vermeiden bzw. zu überwinden, können Sie dort verschiedene Cues (s. Tab. 3, S. 55) und Verhaltensstrategien erproben und einüben.

Die **Cueing-Methode** aktiviert auch bei Freezing „Umgehungskreisläufe" in Regionen des Gehirns, die nicht erkrankt sind. Folgende Cues haben sich sehr bewährt:

- **Laserpointer:** Sie drücken den Knopf des Laserpointers, worauf ein Lichtpunkt auf dem Boden erscheint. Dann führen Sie den ersten Schritt bewusst zu diesem Punkt hin aus und können so die Blockade überwinden (Abb. 11)
- **Anti-Freezing-Stock:** Dieser verfügt über eine kleine Lasche am Griff. Tritt das Freezing auf, setzen Sie den Stock vor sich und betätigen durch eine

leichte Beugung der Finger die Lasche. Daraufhin klappt am unteren Ende des Stockes eine kleine Barriere hervor, die Sie bewusst übersteigen (Abb. 12). Dadurch wird die Blockade gelöst und Sie können weiter gehen.

■ **Rollator mit Kordel:** Das Gehen am Rollator reduziert die Sturzgefahr, wenn Sie gleichzeitig Gleichgewichtsprobleme und häufige Blockaden erleben. Setzen Sie jeden Schritt unterhalb der bunten Kordel auf, dadurch wird das Freezing seltener vorkommen (Abb. 13).

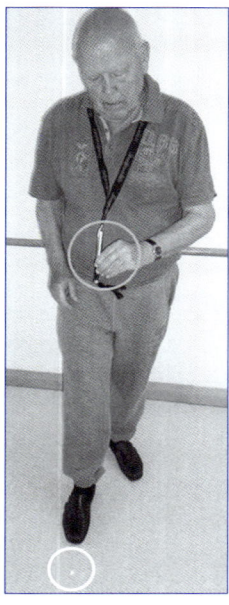

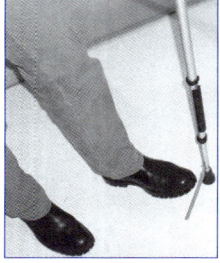

Abb. 12: Anti-Free-zing-Stock: Übersteigen des Zeigers löst die Blockade

Abb. 11: Laserpointer: Ausführung des Schrittes zum Lichtpunkt hin hilft, die Blockade zu überwinden

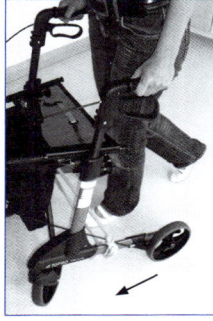

Abb. 13: Rollator mit Kordel: Schritte bis unterhalb der Kordel vermindern das Auftreten von Freezing

■ **Metronom:** Sie können bei einem digitalen Metronom einen für Sie geeigneten Takt einstellen. Schalten Sie es z. B. bei Tätigkeiten mit vielen Drehungen an und führen Sie Ihre Schritte während jeder Richtungsänderung synchron zum Takt aus. So vermeiden Sie das Auftreten von Blockierungen.

■ **Teleskopstock/Trekkingstab:** Klopfen Sie mit einem Trekkingstab beispielsweise während einer Drehung oder beim Gehen durch enge Türen und Schiebetüren auf den Boden und versuchen Sie gleichzeitig, die Schritte zu diesem Takt zu machen. So kommen Blockierungen seltener vor.

Zusätzlich ist es ratsam, **Verhaltens- oder Bewegungsstrategien** zu trainieren, damit Sie Freezing auslösende Situationen vermeiden oder die Blockade sicher meistern können. Einige Beispiele:

- Bleiben Sie an einer Tür nicht stehen, sondern treten Sie auf der Stelle, bis sie geöffnet ist.
- Beobachten Sie andere beim (Los-)Gehen und machen das nach.
- Lösen Drehungen oder Richtungswechsel eine Blockierung aus, z.B. bevor Sie sich auf einen Stuhl setzen oder um eine Ecke gehen, machen Sie einen großen Bogen bzw. eine Kurve.

Kleine Tricks für Ihre Wohnung

Zu Hause können Sie Freezing an „Gefahrenstellen" vorbeugen, indem Sie auf dem Fußboden Klebestreifen anbringen, auf die Sie Ihre Schritte ausrichten. Zusätzlich sollten Sie an Engstellen Gegenstände aus dem Weg räumen oder polstern, die bei Stürzen die Verletzungsgefahr erhöhen: z.B. Stühle oder ein Waschbecken, auf deren Ecken Sie mit dem Kopf aufkommen könnten. Weitere Tipps erhalten Sie bei Ihrem **Ergotherapeuten.** Der Arzt kann zu diesem Zweck auch Hausbesuche verordnen.

Das Münchner Anti-Freezing-Training (MAFT)

Bei diesem Training werden zunächst Ihre individuellen Auslöser motorischer Blockaden getestet und durch eine Videoaufnahme veranschaulicht. Anschließend üben Sie an sechs Terminen in 14 Tagen je 30 Minuten lang **ausschließlich Situationen, die bei Ihnen ein Freezing provozieren.** Sind für Sie z.B. Drehungen kritisch, werden Sie trainieren, 180°- sowie 360°-Körperdrehungen mit nur 3-6 bzw. 4-8 Schritten auszuführen. Außerdem werden Sie während des normalen Gehens immer wieder aufgefordert, Ihre Richtung zu ändern. Beim Üben setzen Sie individuell erprobte Cues ein (s.o.), damit Sie Gangblockierungen überwinden oder vermeiden. Zudem trainieren Sie für Sie ausgewählte **Verhaltensstrategien.** Damit Sie die kritischen Situationen auch im Alltag meistern, wiederholen Sie bis zu 50-mal pro Sitzung bei langsam steigender Anforderung Ihre Freezing auslösenden Situationen.

In einer ersten Studie in unserer Klinik konnten Patienten mit Freezing durch MAFT ihre Gangblockierungen verbessern. Sie gaben an, seltener in Situationen gekommen zu sein, die beinahe Stürze nach sich gezogen hätten.

Spezielle Methoden für eine aufrechte Körperhaltung

Eine gebeugte Körperhaltung bezeichnete schon James Parkinson als ein Kennzeichen der Erkrankung. Denn im Krankheitsverlauf vermindern sich auch die großräumigen und zügigen Bewegungen des Rumpfes. Daraus resultiert eine gebeugte Haltung mit Einschränkungen bei Drehbewegungen der Wirbelsäule. Davon abzugrenzen sind extreme, äußerst seltene Fehlhaltungen:

Zeigt der Rumpf eine markante Beugung von 45° bis 90° nach vorne, bezeichnet man dies als **Kamptokormie** (griech.: „gebeugter Rumpf"). Menschen mit Kamptokormie gelingt es nicht oder nur sehr schwer, sich aufzurichten, auch wenn sie sich dabei an eine Wand lehnen (Abb. 14a).

Der Oberkörper kann sich auch extrem zur Seite neigen. Man spricht dann – analog zum schiefen Turm von Pisa – vom **Pisa-Syndrom.**

Beim **Anterocollis** betrifft die Fehlhaltung den Nacken. Die Halswirbelsäule ist so stark gebeugt, dass im Sitzen oder Stehen der Kopf nur mit Schwierigkeiten oder im Extremfall gar nicht mehr gehoben werden kann.

Charakteristisch für alle drei Formen ist, dass die ausgeprägte Fehlhaltung nur unter Schwerkrafteinfluss – also beim Stehen und Gehen, in schweren Fällen auch im Sitzen – auftritt. Im Liegen dagegen bildet sich die Beugung ohne besondere Maßnahmen wieder zurück. Rücken, Hüftgelenke bzw. Nacken strecken sich wieder vollständig (Abb. 14b).

Aufgrund der Fehlhaltung kann es zu Rückenschmerzen kommen; das Gehen ist oft nur noch über kürzere Strecken möglich, das Tragen von Gegenständen ist erschwert. Die Gefahr zu stürzen steigt, da sich der Körperschwerpunkt verschiebt.

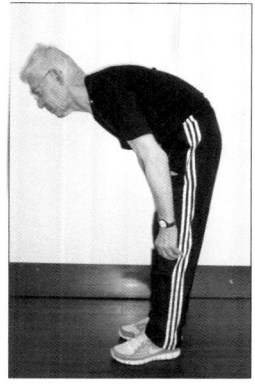

Abb. 14a: Kamptokormie im Stehen

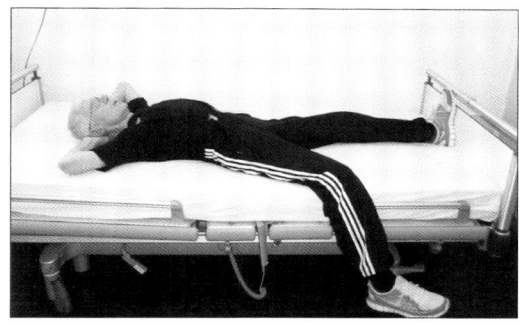

Abb. 14b: Aufhebung der Kamptokormie im Liegen

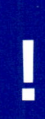

Wenn sich Ihre Haltung verändert, besprechen Sie dies bitte mit Ihrem Neurologen und Ihrem Physiotherapeuten. Lassen Sie abklären, ob es sich um eine für Parkinson typische Beugung des Oberkörpers handelt oder die Kriterien für eine Kamptokormie bzw. ein Pisa-Syndrom erfüllt sind.

Medikamente helfen eher bei der „allgemein" gebeugten Haltung; bei Kamptokormie und Pisa-Syndrom verbessern sie die Symptome nur in Ausnahmefällen. Umstritten ist, ob die tiefe Hirnstimulation oder Botulinum-Toxin-Injektionen nützlich sind.

Eine speziell auf Ihre Fehlhaltung ausgerichtete **intensive Physiotherapie** kann Ihre Haltungsstörungen verbessern. Empfehlungen zur Physiotherapie finden Sie im Buch „Aktivierende Therapien bei Parkinson-Syndromen" (s. S. 76). Darüber hinaus können Sie folgende **Hilfsmittel** nutzen:

- Einen **hohen Rollator** (Fa. Topro, Fa. Invacare) mit Unterarmschalen (Abb. 15). Hilfsmittel unterstützen Sie in der Aufrichtung. Sie müssen sich nicht sorgen, dass sich Ihre Muskeln dadurch weiter schwächen und die Problematik verschlechtert. Das Gegenteil ist der Fall: Patienten mit Kamptokormie profitierten schon nach drei Tagen, an denen sie sich beim Stehen und Gehen mit den Unterarmen an den Armschalen dieses Rollators abgestützt hatten, davon, dass sie weniger Schmerzen hatten und wieder deutlich längere Strecken in aufrechter Haltung bewältigen konnten. Ist die Neigung Ihres Oberkörpers noch nicht so ausgeprägt, können Sie probieren, sich beim Stehen und Gehen an **Nordic Walking Stöcken** abzustützen und so Ihren Rumpf aufzurichten.

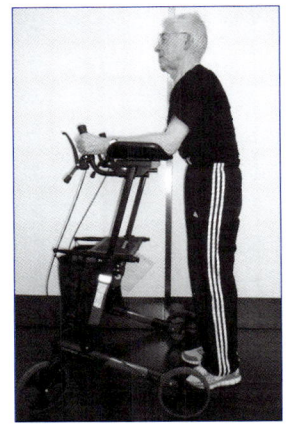

Abb. 15: Hoher Rollator: Das Abstützen der Unterarme erleichtert die Aufrichtung und trainiert eine gerade Körperhaltung

- Beim Anterocollis hat sich in leichteren Fällen das Tragen einer weichen Halskrause bewährt.

Bei ausgeprägter Kopfneigung profitieren einige Patienten sehr vom sogenannten **Head Master** (Fa. Symmetric designs; www.symmetric-designs.com→Headmaster Collar). Diese Nackenstütze wird über einen Bügel auf dem Brustbein aufgesetzt. Sie können dann Ihr Kinn auf einen weiteren Bügel ablegen. Der Head Master erleichtert Ihnen das Anheben des Kopfes und verhindert das weitere Absinken des Kopfes im Stehen.

| Was tun bei Schwierigkeiten mit den Händen?

Übersicht

Die Hände sind im Alltag so wichtig, dass wir ihnen ein eigenes Kapitel widmen, in dem z. B. ein Eigenübungsprogramm für feinmotorische Bewegungen und wichtige Strategien für das Schreiben vorgestellt werden, ebenso wie einige Ideen zur Nutzung von Computer und Smartphone. Zu Beginn des Kapitels erfahren Sie außerdem, was gegen das Zittern (Tremor) hilft, das die Tätigkeiten mit den Händen ebenfalls empfindlich stören kann.

Was können Sie gegen den Tremor tun?

Gegen den Tremor helfen **Medikamente** am besten, in speziellen Fällen auch die tiefe Hirnstimulation (vgl. S. 18ff.). Sprechen Sie daher immer mit Ihrem Arzt, wenn sich das Zittern verändert. Bewegungsübungen helfen nach aktuellem Kenntnisstand nicht gegen das Zittern.

Können Sie das Zittern bei Tätigkeiten durch Medikamente nicht mehr dauerhaft unterdrücken, erarbeiten Sie mit einem **Ergotherapeuten** geeignete Kompensationsstrategien. Drei Beispiele:

- Schreiben Sie keine ganzen Worte, sondern setzen Sie nach einigen Buchstaben ab oder verwenden Sie Druckschrift.
- Vergrößern Sie die „Ablagefläche" Ihrer Arme. Legen Sie beispielsweise die Unterarme beim Essenschneiden so gut wie möglich auf. Lassen Sie den Ellbogen aufgestützt, wenn Sie das Besteck zum Mund führen.
- In Einzelfällen kann auch die Verwendung von beschwertem Besteck oder von Gewichtsmanschetten am Handgelenk (vgl. Abb. 16) wirksam sein.

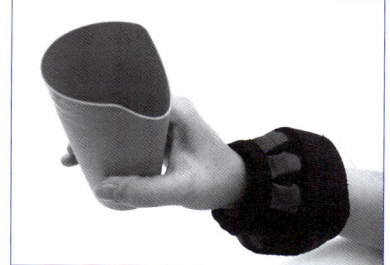

Abb. 16: Gewichtsmanschetten können in Einzelfällen hilfreich sein, um das Zittern bei Tätigkeiten zu unterdrücken

Die Kompensationsmöglichkeiten richten sich danach, wo Sie zittern (z. B. Hand, Unterarm ...), bei welchen Tätigkeiten Sie das stört, welche weiteren Symptome Sie haben usw.

Das Zittern wird bei vielen Menschen stärker, wenn sie in Gesellschaft sind, wenn sie sich beobachtet und unter „Druck" fühlen. Auch solche Situationen können in der Ergotherapie besprochen und trainiert werden.

Wie können Sie die Beweglichkeit Ihrer Hände und Finger trainieren?

Bei Menschen mit idiopathischem Parkinson-Syndrom verbessert gezieltes und wiederholtes Training der feinmotorischen Aktivitäten Bewegungsflüssigkeit, -tempo, -ausmaß und -ausdauer der Hände. Üben Sie daher regelmäßig Bewegungssequenzen, die Sie im Alltag immer wieder brauchen.

Einige Beispiele zeigt das Eigenübungsprogramm in Tabelle 4, das die wichtigsten Bewegungskomponenten für die Hände enthält. Ein individuelles Übungsprogramm stellt Ihnen Ihr **Ergotherapeut** zusammen, der es auch in regelmäßigen Abständen überprüfen sollte.

Tab. 4: Eigenübungsprogramm für Tätigkeiten mit den Händen

- Mit Knöpfen in verschiedenen Größen und Formen das Auf- bzw. Zuknöpfen üben;
- Wasser aus einer Tasse in eine andere umfüllen;
- Verschiedene Gläser mit Schraubverschluss öffnen und schließen;
- Gläser und Behälter verschiedener Größen, Gewichte und Formen auf Regale stellen und wieder herunternehmen;
- Reiskörner mit Daumen und Zeigefinger vom Tisch aufheben und in einen Eierbecher legen;
- Telefonnummern wählen (z. B. von Familie, Freunden, Bekannten);
- Papier falten und in einen Umschlag stecken;
- Altes Zeitungspapier in Streifen reißen, dann die Streifen zusammenknüllen;
- Einen einzelnen Streifen Zeitungspapier zwischen Daumen und Zeigefinger zusammenknüllen;
- Einen breiteren Streifen Zeitungspapier (etwa 10 cm) mit beiden Händen wie eine Ziehharmonika falten;
- Pullover und Jacken an- und ausziehen üben mit verbalen Hinweisen (s. S. 54f: Cueing).

Zwei Regeln zum Üben: Wenn Sie ohne Therapeuten üben, beachten Sie bitte immer diese beiden Grundregeln:

- Nach dem Üben sollten Sie sich höchstens angenehm ermüdet fühlen, aber niemals erschöpft.
- Treten Schmerzen auf, wenden Sie sich bitte an Ihren Arzt oder Therapeuten, damit die Ursache geklärt werden kann.

Was können Sie für eine gute Handschrift tun?

Schwierigkeiten beim Schreiben treten bei Parkinson fast immer auf: Die Schrift wird kleiner, zum Teil auch „verwaschen" (undeutlich) (s. Abb. 17 und 18). Manche Menschen schreiben langsamer als früher, andere dagegen werden eher schneller und haben Schwierigkeiten, ihren Stift zu stoppen. Der Fachausdruck dafür lautet **Mikrografie** (vgl. S. 10).

Frühzeitiges **Schreibtraining** hilft, um sich eine leserliche Schrift zu erhalten. Auch wenn Sie bisher keine oder nur sehr geringe Einschränkungen beim Schreiben und keinen Tremor haben, profitieren Sie wahrscheinlich bereits von den Tipps und Übungen. In allen anderen Fällen sollten Sie zur Diagnostik und für ein individuelles Trainingsprogramm zu einem **Ergotherapeuten** gehen.

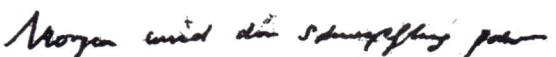

Abb. 17: Mikrografie

Größer und schneller schreiben

- **Schreiben Sie groß!** Sie müssen lernen, wieder größere Buchstaben zu schreiben. Zu diesem Zweck verwenden Sie **liniertes Papier** oder ziehen sich selbst Linien. Konzentrieren Sie sich darauf, so groß zu schreiben, wie die Linien das vorgeben.

  Genügt das nicht, versuchen Sie es mit **Druckbuchstaben.** Dadurch müssen Sie sich immer nur auf einen Buchstaben konzentrieren statt auf das ganze Wort. So können Sie auch bewusst das **Tempo** reduzieren.

  Noch einfacher wird es, wenn Sie nur **Großbuchstaben** verwenden. Denn Großbuchstaben haben weniger „Kurven" und jeder Buchstabe muss gleich hoch sein. So bemerken Sie eher, wenn Sie von der Linie abweichen. Den Erfolg zeigt Abbildung 18.

■ **Üben Sie täglich!** Die beschriebene Strategie bringt meist schnell Erfolge. Zunächst wird das Schreiben langsamer: **Jeden** Buchstaben groß zu schreiben erfordert Konzentration und will geübt sein. Aber diese Übungsroutine kommt Ihnen beim Schreiben von längeren Texten und anspruchsvolleren Inhalten zugute. Gewöhnen Sie sich zum Beispiel an, jeden Morgen oder Abend einen Zeitungsartikel oder Texte aus einem Buch abzuschreiben, oder schreiben Sie regelmäßig Briefe. Wenn Ihnen Kreuzworträtsel Spaß machen, kaufen Sie sich ein Kreuzworträtsel-Heft.

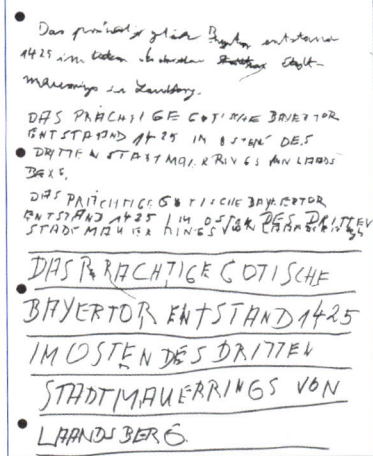

Abb. 18: Deutliche Verbesserung der Schrift durch die Umstellung auf Druckbuchstaben (Mitte) und die Verwendung von Zeilen (unten)

■ **Machen Sie Pausen beim Schreiben!** Legen Sie zwischendurch kurze Pausen ein. Wenn es anstrengend wird, können Sie auch länger ausruhen. Nach Ihrem Schreibtraining sollten Sie nicht verkrampft sein!

■ **Suchen Sie sich einen guten Stift.** Zum Üben ist ein normaler Bleistift mit mittlerem Härtegrad meist optimal. Zum Ausfüllen von Formularen, für Ihre Unterschrift usw. probieren Sie am besten im Einzelhandel verschiedene Stifte aus. Achten Sie dabei auf folgende Kriterien: Schreiben Sie besser
 – mit einem dicken oder einem dünnen Stift?
 – mit einem runden oder eckigen Stift?
 – mit einem Kugelschreiber, Tintenfüller oder Filzstift?
Wenn Sie den besten Stift gefunden haben, kaufen Sie am besten gleich zwei Exemplare. Einen Stift für zuhause und einen für unterwegs.

Der Armtransport

Beim Schreiben muss man seinen Arm ständig etwas zur Seite bewegen. Das macht bei Parkinson manchmal Schwierigkeiten: Der Arm scheint beinahe auf dem Blatt „festzukleben". Dagegen können Sie Folgendes probieren:

■ Tragen Sie langärmelige Kleidung. So rutscht der Unterarm leichter auf dem Tisch, weil der Reibungswiderstand geringer ist.

- Genügt das nicht, versuchen Sie es mit einem Klemmbrett und übergeschlagenem Bein: Überschlagen Sie im Sitzen ein Bein (am besten das linke) und legen das Klemmbrett so darauf ab, dass Ihr Schreibpapier bereits etwas nach rechts geneigt ist. So nutzen Sie die Schwerkraft: Ihr Arm wird automatisch etwas nach unten und rechts „gezogen". Leider wirkt dieser Trick am besten bei Rechtshändern; für Linkshänder ist das Schreiben in dieser Position eher unbequem.

➲ Tipps

Sorgen Sie beim Schreiben für gute Lichtverhältnisse:
- Das Licht sollte ausreichend hell sein und am besten oben von der Seite kommen, mit der Sie nicht schreiben (wenn Sie also mit der rechten Hand schreiben, von links).
- Schreiben Sie nicht bei Gegenlicht!
- Machen Sie im gesamten Zimmer Licht. Wenn Sie nur im Schein einer Schreibtischlampe schreiben, gibt das oft störende Schatten.

Ein Kapitel für sich: die Unterschrift

Das Unterschreiben an der Kasse im Supermarkt oder in der Bank kann mit Parkinson sehr belastend werden: Unter Zeitdruck und mit Zuschauern gelingt die Unterschrift nicht mehr. Das Wichtigste ist dann, Ruhe zu bewahren. Außerdem können folgende Maßnahmen hilfreich sein:
- Unterschreiben Sie mit Ihrem eigenen, guten Stift (nehmen Sie den Stift, den Sie bei Ihrem „Stifte-Test" gefunden haben).
- Halten Sie den Stift griffbereit, z. B. in Ihrer Jacken- oder Hemdtasche.
- Wenn Sie dem Verkäufer Ihre EC-Karte gegeben haben, beginnen Sie nicht mit dem Einräumen Ihrer Waren, sondern machen Sie eine Pause. Atmen Sie durch, holen Sie Ihren Stift heraus und machen ihn auf. Stecken Sie ggf. die Stiftkapsel in Ihre Tasche oder legen Sie sie an eine Stelle, wo sie beim Unterschreiben nicht stört. Schauen Sie sich die Unterlage an, auf der Sie unterschreiben werden und bereiten Sie sich darauf vor.
- Konzentrieren Sie sich nur auf Ihre Unterschrift und nicht darauf, was die anderen Leute denken könnten.

Hat sich Ihre Unterschrift durch die Erkrankung stark verändert oder würden Sie lieber in Druckbuchstaben unterschreiben, können Sie bei Ihrer Bank auch eine EC-Karte mit Ihrer neuen Unterschrift beantragen.

Vorlagen, Computer und Smartphone nutzen

Vorlagen nutzen

Müssen Sie immer wieder ähnliche Dinge schreiben (etwa Einkaufszettel, Telefonnotizen, Bestellungen von Kunden oder Bestandslisten von Waren), können Sie sich dazu Vorlagen erstellen. Am Beispiel einer Telefonnotiz (s. Abb. 19) und des Einkaufszettels soll dies verdeutlicht werden.

Bitte Herrn/Frau _____ zurückrufen.

Heute/morgen/übermorgen/am_____ um/ab Uhr.

Am besten heute/morgen/übermorgen _____ am um/ab Uhr.

Es geht um _____

Herr/Frau hat angerufen und

den Termin am_____bestätigt.

Bescheid gesagt, dass _____.

Abb. 19: Beispiel für eine Vorlage „Telefonnotizen"

Meist kauft man immer wieder ähnliche Dinge: Brot, Butter, Eier etc. Wollen Sie das nicht immer wieder neu aufschreiben, erstellen Sie sich eine Kopiervorlage. Notieren Sie dort alle Artikel, die Sie besonders häufig einkaufen, sodass Sie vor Ihrem nächsten Einkauf nur noch die benötigte Menge davor schreiben müssen. Sortieren Sie die Liste nach Einkaufshäufigkeit oder Anordnung in Ihrem Supermarkt.

Am einfachsten ist es, Vorlagen für Einkaufszettel, Telefonnotizen etc. mit dem PC zu erstellen. Dort können Sie sie schnell ändern und ausdrucken.

Computer und Smartphone nutzen

Erfreulicherweise schreitet die Technik rasch voran, sodass Sie immer besser Geräte wie Computer oder Smartphones nutzen können, um Schwierigkeiten beim Schreiben zu umgehen.

- Viele **Smartphones** bieten beispielsweise ein integriertes Diktiergerät, mit dem man wichtige Gedanken oder Notizen aufzeichnen kann, ohne diese eintippen zu müssen. Darüber hinaus sind Apps für die Steuerung der Smartphones und zum Verfassen von Mitteilungen über eine Spracheingabe entweder bereits vorinstalliert oder lassen sich meist mit geringem Aufwand „nachrüsten". In Verbindung mit anderen Apps – etwa zur Erstellung von Einkaufslisten oder Kalendereinträgen – muss man sich daher evtl. nicht mehr unbedingt Vorlagen am Computer erstellen, sondern kann diese direkt in seinem mobilen Endgerät bearbeiten. Informieren Sie sich über Fachzeitschriften bzw. Fachhändler und evtl. auch Ihren Ergotherapeuten vor Ort, was möglich ist.

■ Auch für **Computer** gibt es inzwischen gute Programme zur Spracheingabe, die bereits vorinstalliert oder über den Fachhandel erhältlich sind. Trotzdem kommt man um die Bedienung der Maus und das Tippen noch nicht ganz herum. Mit wenigen Mausklicks können Sie sich dies oft erleichtern. Im Folgenden einige Beispiele für das Betriebssystem Windows®:

Gehen Sie in die „Systemsteuerung" und dort auf „Erleichterte Bedienung".
Unter „Funktionsweise der Maus ändern" → „Mauseinstellungen" können Sie:
– Ihren Computer so einrichten, dass er langsameres Doppelklicken akzeptiert;
– die Mauszeiger-Geschwindigkeit verändern (falls Sie beim Steuern des Mauszeigers an eine bestimmte Stelle „verwackeln" oder daran vorbei sind, bis Ihr Finger klickt).

Unter „Funktionsweise der Tastatur ändern" → „Tastatureinstellungen" können Sie unter anderem:
– die Wiederholrate reduzieren. Je geringer diese ist, desto länger können Sie Ihre Finger auf den Tasten lassen, ohne einen Buchstaben zu erzeugen. Das ist nützlich, wenn man die Finger nicht schnell genug von den Tasten lösen kann.
– regulieren, wie lange man eine Taste gedrückt halten muss, damit ein Buchstabe erscheint („Verzögerung"). Landen Sie beispielsweise durch den Tremor manchmal auf falschen Buchstaben, stellen Sie die Verzögerung auf „lang". Dadurch gewinnen Sie Zeit, Ihren Finger von der falschen Taste zu nehmen, bevor ein Buchstabe erscheint.

Erstellen Sie sich außerdem für möglichst viele Programme oder häufig benötigte Dateien **Verknüpfungen direkt auf dem Desktop des Computers.** So können Sie mit einem Mausklick darauf zugreifen. Weiterhin können Sie bei Anwendungsprogrammen wie z. B. Microsoft Word oder Outlook sowie Ihrem Browser die **Symbolleiste (für den Schnellzugriff) so erweitern,** dass Sie viele Funktionen direkt darüber aktivieren können. In Word geht das z. B. über die Registerkarte „Datei". Dort wählen Sie „Optionen" und dann „Symbolleiste für den Schnellzugriff" (s. Abb. 20, S. 69). Über „Menüband anpassen" im gleichen Fenster können Sie auch die Registerkarten individuell „bestücken".

Damit Tremor und Akinese Sie weniger stören, gibt es außerdem **technische Hilfen,** etwa einen Adapter für die Maus, der zitternde Bewegungen herausfiltert (z. B. http://www.montrosesecam.com/buy-now.html; 06.12.12) oder eine

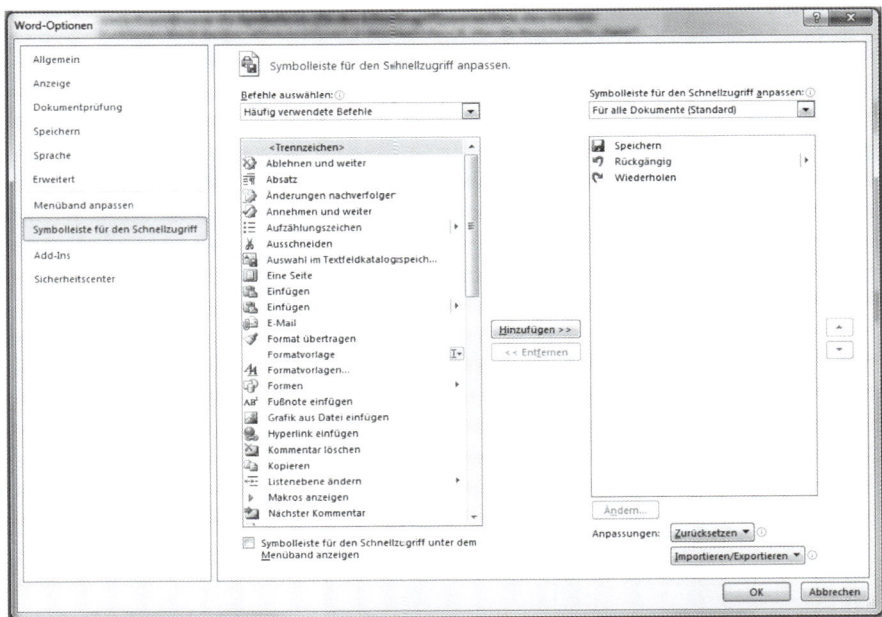

Abb. 20: So ergänzen Sie Symbolleisten für den Schnellzugriff

Maus, in den dieser Adapter bereits integriert ist (z.B. http://www.incap.de/index.php?article_id=121&artcat=03&artnr=10850; 06.12.12). Eine Beratung und ggf. die Möglichkeit zum Ausprobieren erhalten Sie in der **Ergotherapie.**

 Probieren Sie Hilfsmittel immer erst aus, bevor Sie sie kaufen! Die Gefahr von Fehlkäufen ist sonst hoch.

➲ Tipp

In den meisten Selbsthilfegruppen ist jemand, der sich mit Computern auskennt und Sie unterstützen kann. Die Adressen von Selbsthilfegruppen in Ihrer Nähe erfahren Sie bei den jeweiligen Bundesverbänden (s. S. 75).

| Was tun zum Schutz vor Stürzen?

Übersicht

Die Parkinson-Krankheit führt im Verlauf zu einem erhöhten Sturzrisiko. Da Stürze schwere Verletzungen verursachen können, ist ihre Vermeidung sehr wichtig. Wie erreichen Sie das?

- **Entfernen Sie Stolperfallen!** Von Stolperfallen wie losen Teppichen sollten Sie sich unbedingt trennen. In einer Studie konnten allein durch diese einfache Maßnahme zwei Drittel (!) aller Stürze verhindert werden. Wollen Sie trotzdem Teppiche behalten, achten Sie zumindest auf zwei Dinge:
  - Legen Sie unter den Teppich eine spezielle Unterlage oder fixieren Sie ihn mit Verlegeband, damit er nicht verrutscht. Kleben Sie die Ecken mit Verlege- oder Klebeband fest, damit Sie nicht daran hängen bleiben.
  - Benutzen Sie keine Teppiche, in denen man „versinkt" (wie z. B. Perserteppiche). Je weniger hoch und je ebener der Teppich ist, desto geringer ist die Gefahr zu stolpern.
- **Die richtigen Schuhe.** Tragen Sie Schuhe mit glatten Ledersohlen (kein Gummi, wenig Profil). Das reduziert die Gefahr, hängen zu bleiben. Ziehen Sie auch zu Hause feste Schuhe oder gut sitzende Hausschuhe mit Riemen an.
- **Machen Sie eins nach dem anderen!** Überlegen Sie, ob Sie häufiger stolpern oder stürzen, wenn Sie beim Gehen mit jemandem sprechen oder anderweitig abgelenkt sind (z. B. weil Sie schnell zum klingelnden Telefon laufen möchten oder beim Gehen etwas tragen). Sollten Sie dieses häufige Phänomen auch bei sich beobachten, vermeiden Sie solche Situationen:
  - Unterhalten Sie sich nicht beim Gehen, erklären Sie Ihrem Gesprächspartner den Grund.
  - Wenn das Telefon klingelt, gehen Sie langsam und konzentriert dorthin.
  - Schaffen Sie sich einen Servierwagen an, statt Ihr Essgeschirr von der Küche ins Wohnzimmer zu tragen (vgl. auch „Doppelaufgaben vermeiden", S. 72).
- **Verbessern Sie die Beleuchtungsverhältnisse.** Je dunkler es ist oder je mehr Sie ein Licht blendet, desto mehr müssen Sie sich auf den Weg konzentrieren. Dadurch steht Ihnen weniger Aufmerksamkeit für das Gehen zur Verfügung und Sie müssen sich mehr anstrengen. Überprüfen Sie deshalb die

Lichtverhältnisse in Ihrer Wohnung: Sorgen Sie dafür, dass alle Wegstrecken hell erleuchtet sind, allerdings ohne dass Sie geblendet werden.

➲ Tipp

Gute Lichtquellen sind Halogenlämpchen. Bringen Sie diese an verschiedenen Stellen der Decke und ggf. zusätzlich in Bodennähe an, dann haben Sie an allen Stellen eines Raumes in etwa gleiche Lichtverhältnisse.

- **Beginnen Sie ein Sturztagebuch:** Schreiben Sie bei jedem Sturz auf, wann und wo er passiert ist. Notieren Sie, was Sie gerade gemacht haben und weshalb es zu dem Sturz gekommen ist (Stolpern, Freezing, Schwindel, Ablenkung usw.). Vermerken Sie auch, wie die Lichtverhältnisse waren und wie der Boden beschaffen war. Beschreiben Sie Schmerzen und Verletzungen.
- Gehen Sie zur **Physio- und Ergotherapie.** Wenn Sie im letzten Jahr öfter als zwei bis drei Mal gestürzt sind, lassen Sie sich von Ihrem Arzt eine Verordnung für Physio- und Ergotherapie geben.
  - Der Physiotherapeut analysiert Ihre Schwierigkeiten beim Gehen, mit der Muskelkraft, der Haltung und dem Gleichgewicht – alles Faktoren, die zu Stürzen beitragen. Sie üben Haltung, Ausdauer und Kraft zu verbessern. Sind Gleichgewichtsprobleme die Sturzursache, wird ein **wiederholtes Auslösen von Schutzschritten** trainiert: Dabei lernen Sie, wie Sie Fall verhindernde Schutzschritte auslösen, wenn Sie aus dem Gleichgewicht geraten.
  - Der Ergotherapeut befragt Sie näher zu den Situationen, in denen Stürze auftreten (z. B. anhand des Sturztagebuchs), und analysiert die beteiligten Einflussfaktoren. Daraus erarbeitet er mit Ihnen Vorschläge, welche Verhaltensweisen und äußeren Faktoren Sie verändern können, um die Sturzgefahr zu minimieren, und unterstützt Sie bei der Umsetzung, etwa durch ein Übungsprogramm für kritische Situationen.

| Weitere Tipps für den Alltag

Übersicht

In diesem letzten Abschnitt stellen wir Ihnen eine wichtige Grundregel vor: Tun Sie eins nach dem anderen! Danach finden Sie Tipps, um besser zu schlafen und Stresssituationen erfolgreich zu begegnen. Abschließend erfahren Sie, was Sie tun können, wenn Sie Probleme im Alltag bemerken, die in diesem Ratgeber nicht ausführlich besprochen wurden.

Doppelaufgaben vermeiden

Im Haushalt, im Beruf, in der Freizeit und im Straßenverkehr führt man häufig mehrere Handlungen gleichzeitig aus – z. B. unterhält man sich beim Gehen mit anderen, trägt gleichzeitig eine Einkaufstasche und muss auf die Ampeln und weitere Verkehrsteilnehmer achten. Solche Doppelaufgaben („Dual-Task-Aufgaben") führen bei Parkinson dazu, dass z. B. die Gehgeschwindigkeit sinkt und die Sturzgefahr steigt.

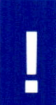 Daraus lässt sich ein Grundprinzip für Ihren Alltag ableiten: Machen Sie möglichst alles nacheinander. Konzentrieren Sie sich voll und ganz auf das, was Sie gerade tun.

Einige Beispiele, wie Sie diesen Tipp umsetzen:

- Wenn Sie manchmal abgelenkt sind, weil Sie nachdenken, was Sie später noch erledigen müssen, notieren Sie sich Ihre Gedanken. So bleibt die Idee erhalten, lenkt Sie aber auch nicht ab.
- Vermeiden Sie es, Dinge mit den Händen zu tragen. Verwenden Sie nach Möglichkeit einen Rucksack oder eine Umhängetasche.
- Haben Sie eine mehrgeschossige Wohnung, deponieren Sie auf jeder Ebene häufig benötigte Gegenstände, wie z. B. Staubsauger oder Putzmittel. So müssen Sie diese nicht mehr die Treppen hinauf- und hinuntertragen.
- Bewegen Sie beim Staubsaugen entweder sich selbst *oder* den Staubsauger *oder* kleinere Möbelstücke, wie z. B. Stühle. Verwenden Sie Staubsauger, die sich gut ziehen lassen, für kleinere Flächen ggf. einen Tischstaubsauger.
- Erledigen Sie Arbeiten mit den Händen (z. B. Kartoffeln schälen, Zähne putzen) im Sitzen statt im Stehen.